中华传统食养系列丛书

成人高脂血症食养问答

国家食品安全风险评估中心　编著

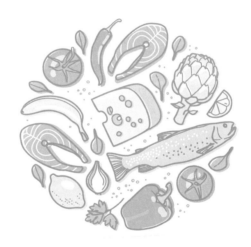

中国质量标准出版传媒有限公司
中国标准出版社
北京

图书在版编目（CIP）数据

成人高脂血症食养问答 / 国家食品安全风险评估中心编著 . —北京：中国质量标准出版传媒有限公司，2023.12

ISBN 978-7-5026-5262-3

Ⅰ . ①成… Ⅱ . ①国… Ⅲ . ①高血脂病—食物疗法 Ⅳ . ① R247.1

中国国家版本馆 CIP 数据核字（2023）第 225208 号

中国质量标准出版传媒有限公司
中国 标 准 出 版 社 出版发行

北京市朝阳区和平里西街甲 2 号（100029）
北京市西城区三里河北街 16 号（100045）
网址：www.spc.net.cn
总编室：（010）68533533　发行中心：（010）51780238
读者服务部：（010）68523946
中国标准出版社秦皇岛印刷厂印刷
各地新华书店经销

*

开本 880×1230 1/32　印张 3.875　字数 64 千字
2023 年 12 月第一版　2023 年 12 月第一次印刷

*

定价 28.00 元

编委会名单

主　编

王起赫　　梁　栋　　刘爱东

副主编

刘飒娜　　屈鹏峰　　方海琴

编　委

陈雅敏　　邓陶陶　　李湖中

步　璟　　李　楠　　李丛言

段潇洒

前言

《成人高脂血症食养问答》（以下简称《问答》）由国家食品安全风险评估中心编写，旨在以科学易懂的形式，为成人高脂血症人群提供食养指导，改善日常膳食，辅助预防和改善高脂血症。

本书依据国家卫生健康委员会印发的《成人高脂血症食养指南（2023年版）》（以下简称《指南》）编写。在国家卫生健康委员会指导下，由国家食品安全风险评估中心牵头，集合了国家级营养、中医、临床、食养、药膳、运动等各方权威专家，经多方讨论完成了《指南》。为更好地服务我国居民，《问答》从科学性、适用性和可操作性的角度入手，重新诠释了《指南》的精髓。

本书针对高脂血症人群膳食，依据现代营养学理论和相关证据，以及我国传统中医的理念和调养方案，将现代营养学和传统食养相结合，充分发挥中西医优势，将食药物质、新食品原料融入合理膳食，以中医形式分成六个证型，并结合不同地区、不同季节提供相应食谱示例和营养健康建议，给出个性化和更有操作性的食养指导。

本书分别从高脂血症基础信息及中医分类建议、食养原则八建议、中医食养食谱示例、食养原料及食物交换表、六大证型食养方举例和图解出发，科学生动地为读者传播中医食养知识，助力健康中国行动。

目录

第一章

成人高脂血症
基础信息及中医分类建议

Q: 什么是高脂血症?

A: 血脂异常,俗称高脂血症,通常指血清中总胆固醇和(或)甘油三酯水平升高。实际上,血脂异常也包括低高密度脂蛋白胆固醇血症在内的各种血脂异常。临床诊断中,常以高脂血症来描述血脂异常。

Q: 高脂血症的分类有哪些?

A: 根据空腹静脉血清检测指标将血脂异常分为4种,分别为:高胆固醇血症 [总胆固醇(TC)≥5.2mmol/L]、高甘油三酯血症 [甘油三酯(TG)≥1.7mmol/L]、高低密度脂蛋白胆固醇血症 [低密度脂蛋白胆固醇(LDL-C)≥3.4mmol/L]、低高密度脂蛋白胆固醇血症 [高密度脂蛋白胆固醇(HDL-C)<1.0mmol/L],当上述血脂指标一项及以上异常则可诊断为血脂异常(见表1-1)。从临床实用角度将血脂异常分为高胆固醇血症、高甘油三酯血症、混合型高脂血症,以及低高密度脂蛋白胆固醇血症。

表1-1 ASCVD 一级预防人群血脂水平分层标准　　　单位: mmol/L

血脂水平分层	总胆固醇	甘油三酯	低密度脂蛋白胆固醇	高密度脂蛋白胆固醇	非高密度脂蛋白胆固醇
理想水平	—	—	< 2.6	—	< 3.4
合适水平	< 5.2	< 1.7	< 3.4	—	< 4.1
边缘升高	≥ 5.2 且 < 6.2	≥ 1.7 且 < 2.3	≥ 3.4 且 < 4.1	—	≥ 4.1 且 < 4.9
偏高	≥ 6.2	≥ 2.3	≥ 4.1	—	≥ 4.9
偏低	—	—	—	< 1.0	—

注: ASCVD——动脉粥样硬化性心血管疾病。

Q: 中医对高脂血症的认识及分型有哪些？

A: 中医对高脂血症的诊治具有自身的特点，将其纳入"血瘀""痰湿""脂膏"等范畴，病因在于饮食不节、嗜食油腻甘甜、醇酒厚味、情志失调、过逸少劳等，造成肝、脾、肾三脏功能失调，体内液体代谢失常，形成瘀血、湿浊、痰凝等病理产物，最终致病。该病属于本虚标实之证，以痰瘀为标、正虚为本，常见辨证分型主要为六种，分别是：痰浊内阻型、痰瘀互结型、气滞血瘀型、气虚血瘀型、肝肾阴虚型、脾虚湿盛型。

Q: 痰浊内阻型的临床表现有哪些？

A: 身体肥胖，肢体沉重感，头昏多眠，容易困倦，胸闷气短，大便黏或不成形，舌体胖大，舌苔黏腻，脉滑。

Q: 痰瘀互结型的临床表现有哪些？

A: 身体肥胖，肢体沉重感，头昏多眠，容易困倦，胸刺痛或闷痛，口唇暗紫，大便黏腻，舌体胖大，舌苔黏腻，或舌质紫暗，或舌体有瘀点、瘀斑，脉滑或涩。

Q: 气滞血瘀型的临床表现有哪些？

A: 胸部或胁部胀满，或针刺样疼痛，情绪低落或急躁易怒，喜欢长叹气，口唇紫暗，舌暗红，有瘀点或瘀斑，脉细涩。

Q: 气虚血瘀型的临床表现有哪些？

A: 气短乏力，精神疲倦，少言懒言，胸部或胁部针刺样疼痛，活动后诱发或加重，出汗多，舌淡暗或淡紫或有瘀斑、瘀点，脉涩。

Q: 肝肾阴虚型的临床表现有哪些？

A: 头晕耳鸣，腰酸腿软，手心、脚心发热，心烦失眠，健忘多梦，舌红，舌苔少，脉细数。

Q: 脾虚湿盛型的临床表现有哪些？

A: 身体困倦，大便不成形或腹泻，饮食无味，食后腹胀，舌淡，舌体胖大有齿痕，舌苔色白黏腻，脉细弱或濡缓。

Q: 成人高脂血症人群在膳食上需要注意什么？

A: 成人高脂血症人群首先要做到食物多样、营养均衡。应重点关注脂肪摄入，脂肪供能不超过总能量的20%~25%，每日烹调油不超过25g；避免动物油等饱和脂肪酸摄入，少吃动物内脏等胆固醇含量高的食品，多选择富含 n-3 多不饱和脂肪酸的食物（如深海鱼、鱼油）。选择富含膳食纤维的碳水化合物，每日饮食应包含25~40g膳食纤维（其中含7~13g水溶性膳食纤维）。宜选择大豆蛋白等植物蛋白，适当摄入动物蛋白，包括瘦肉、去皮禽肉、鱼虾类和蛋类，奶类宜选择脱脂或低脂牛奶等。避免过度加工食品，烹饪方法可选择蒸、煮、汆、拌等方式，注意清淡饮食，少盐少糖。同时，在合理膳食的基础上，可针对不同证型选用食药物质和食养方案。

Q: 成人高脂血症人群的推荐食物有哪些？

A:

食物类别	宜选择的品种
谷薯类	糙米、全麦面粉、玉米、青稞、荞麦、黄米、燕麦、小米、高粱、藜麦、红薯、紫薯等
肉类	鱼虾类、瘦肉、去皮禽肉等
蛋类	鸡蛋、鸭蛋等
奶类	脱脂奶、低脂奶、鲜牛奶、低糖酸奶等
大豆及制品类	黄豆、黑豆、青豆、豆腐、豆腐干等
蔬菜类	新鲜蔬菜
水果类	新鲜水果
食用油	紫苏油、亚麻籽油、核桃油、橄榄油、茶籽油、菜籽油、葵花籽油、玉米油、芝麻油、豆油、花生油、青稞胚芽油等
调味品	低钠盐（每日不超过5g）

Q: 成人高脂血症人群建议减少、限制的食物有哪些？

A:

食物类别	减少、限制的品种
谷薯类	黄油面包、糕点等高能量加工食品，以及油条、油饼等煎炸食品
肉类	肥肉、加工肉制品、咸肉、鱼籽、蟹黄、鱿鱼、动物内脏等
蛋类	咸蛋等
奶类	奶油、黄油等
大豆及制品类	油豆腐皮、豆腐泡等油炸豆制品
蔬菜类	腌制蔬菜
水果类	添加糖高的水果制品
食用油	棕榈油、椰子油，猪油、牛油、羊油及其他动物油
调味品	酱类、腐乳等高盐调味品，红糖、白糖、糖浆等

第二章 ·····································

成人高脂血症
食养原则八建议

Q: 成人高脂血症有哪些食养原则和建议？

A: 根据营养科学理论、中医理论和目前膳食相关慢性病科学研究文献证据，在专家组共同讨论、建立共识的基础上，对高脂血症人群的日常食养提出8条原则和建议。包括：

1. 吃动平衡，保持健康体重；
2. 调控脂肪，少油烹饪；
3. 食物多样，蛋白质和膳食纤维摄入充足；
4. 少盐控糖，戒烟限酒；
5. 因人制宜，辨证施膳；
6. 因时制宜，分季调理；
7. 因地制宜，合理搭配；
8. 会看慧选，科学食养，适量食用食药物质。

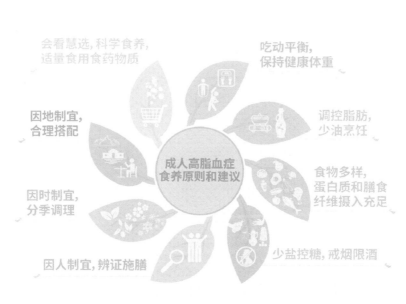

会看慧选，科学食养，适量食用食药物质

吃动平衡，保持健康体重

因地制宜，合理搭配

调控脂肪，少油烹饪

成人高脂血症食养原则和建议

因时制宜，分季调理

食物多样，蛋白质和膳食纤维摄入充足

因人制宜，辨证施膳

少盐控糖，戒烟限酒

Q: 如何做到食养原则和建议一：
吃动平衡，保持健康体重？

A: 高脂血症人群在满足每日必需营养需要的基础上，通过改善膳食结构，控制能量摄入，维持健康体重，减少体脂含量，有利于血脂控制。尤其是超重和肥胖人群，应通过控制能量摄入以减重，每天可减少300~500kcal[1)]的能量摄入。

体重正常的人群，应保持能量摄入和消耗平衡，预防超重和肥胖。超重和肥胖人群，应通过改善膳食结构和增加运动量，实现能量摄入小于能量消耗，使体重减少10%以上。高脂血症人群，除部分不宜进行运动人群外，无论是否肥胖，建议每周进行5~7次体育锻炼，每次30min中等及以上强度，包括快走、跑步、游泳、爬山和球类运动等，每天锻炼至少消耗200kcal。稳定性动脉粥样硬化性心血管疾病患者应先进行运动负荷试验，充分评估其安全性后，再进行身体活动。运动强度宜循序渐进、量力而行，以运动后第2天感觉精力充沛、无不适感为宜。

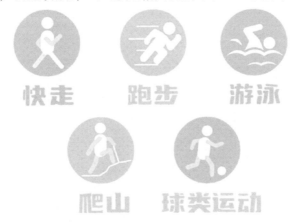

快走　　跑步　　游泳

爬山　球类运动

[1)] 1kcal≈4186J。

Q: 如何做到食养原则和建议二：
调控脂肪，少油烹饪？

A: 限制总脂肪、饱和脂肪、胆固醇和反式脂肪酸的摄入，是防治高脂血症和动脉粥样硬化性心血管病的重要措施。脂肪摄入量以占总能量20%~25%为宜，高甘油三酯血症者更应尽可能减少每日脂肪摄入总量。以成年人每日能量摄入1800~2000kcal为例，相当于全天各种食物来源的脂肪摄入量（包括烹调油、动物性食品及坚果等食物中的油脂）在40~55g之间，每日烹调油应不超过25g。同时注意以下几点。

一是饱和脂肪摄入量应少于总能量的10%。高胆固醇血症者应降低饱和脂肪摄入量，使其低于总能量的7%。二是高脂血症人群胆固醇每日摄入量应少于300mg，而高胆固醇血症者每日胆固醇摄入量应少于200mg。少吃富含胆固醇的食物，如动物脑和动物内脏等。三是反式脂肪酸摄入量应低于总能量的1%，即每天不宜超过2g，减少或避免食用部分氢化植物油等含有反式脂肪酸的食物。四是适当增加不饱和脂肪酸的摄入，特别是富含$n-3$系列多不饱和脂肪酸的食物。

高脂血症人群食物制作应选择少油烹饪方式，减少食品过度加工，少用油炸、油煎等多油烹饪方式，多选择蒸、煮等方式。

少油

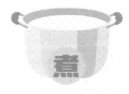
煮

蒸

Q: 如何做到食养原则和建议三:

食物多样,蛋白质和膳食纤维摄入充足?

A: 在控制总能量及脂肪的基础上,选择食物多样的平衡膳食模式,食物每天应不少于12种,每周不少于25种。

碳水化合物摄入量应占总能量的50%~60%,以成年人每日能量摄入1800~2000kcal为例,相当于全天碳水化合物摄入量在225~300g之间。在主食中应适当控制精白米面摄入,适量多吃含膳食纤维丰富的食物,如全谷物、杂豆类、蔬菜等。膳食纤维在肠道与胆酸结合,可减少脂类的吸收,从而降低血胆固醇水平。同时,高膳食纤维可降低血胰岛素水平,提高人体胰岛素敏感性,有利于脂代谢的调节。推荐每日膳食中包含25~40g膳食纤维(其中7~13g水溶性膳食纤维),多食新鲜蔬菜,推荐每日摄入500g,深色蔬菜应当占一半以上,新鲜水果每日推荐摄入200~350g。

蛋白质摄入应充足。动物蛋白摄入可适当选择脂肪含量较低的鱼虾类、去皮禽肉、瘦肉等,奶类可选择脱脂或低脂牛奶等。应提高大豆蛋白等植物性蛋白质的摄入,每天摄入含25g大豆蛋白的食品,可降低发生心血管疾病的风险。

   膳食纤维

蛋白质

Q: 如何做到食养原则和建议四：
少盐控糖，戒烟限酒？

A: 高脂血症是高血压、糖尿病、冠心病、脑卒中的重要危险因素，为预防相关并发症的发生，应将血脂、血压、血糖控制在理想水平。高脂血症人群膳食除了控制脂肪摄入量，还要控制盐和糖的摄入量。培养清淡口味，食盐用量每日不宜超过5g。同时，少吃酱油、鸡精、味精、咸菜、咸肉、酱菜等高盐食品。限制单糖和双糖的摄入量，少吃甜食，添加糖摄入量不应超过总能量的10%，肥胖和高甘油三酯血症者添加糖摄入量应更低。

高脂血症人群的生活作息应规律，保持乐观、愉快的情绪，劳逸结合，睡眠充足，戒烟限酒，培养健康生活习惯。完全戒烟和有效避免吸入二手烟，有利于预防动脉粥样硬化性心血管疾病，并改善高密度脂蛋白胆固醇水平。研究证明，即使少量饮酒也可使高甘油三酯血症人群甘油三酯水平进一步升高，因此提倡限制饮酒。

Q: 如何做到食养原则和建议五：
因人制宜，辨证施膳？

A: 高脂血症病因多是过食油腻甘甜、醇酒厚味，导致痰浊内生，脏腑功能失调，气不化津，痰浊阻滞，或气机不畅，脉络瘀阻，常常有虚有实，虚实相兼。食药物质是指传统作为食品，且列入《中华人民共和国药典》的物质。中医食养总则为"实则泻之，虚则补之"，即虚者选用具有补虚作用的食药物质与食养方，实者选用具有祛邪作用的食药物质与食养方。

根据高脂血症人群年龄、性别、体质、生活习惯、职业等不同特点，辨别不同证型，综合考虑膳食搭配的原则，给予个性化食养方案，以达到精准施膳的目的。长期过量食用油腻和甘甜的食物使人产生内热、胸腹胀满，导致肥胖，引发各种疾病，高脂血症人群尤应注意，饮食不可过烫、过凉，要做到寒温适中、规律进食，勿饥饱不均。

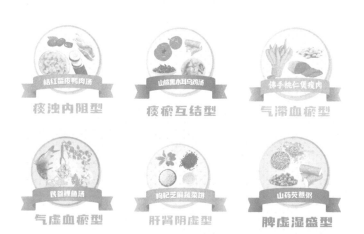

Q: 如何做到食养原则和建议六：
因时制宜，分季调理？

A: 人与自然是一个有机整体，在四时节律影响下，人体血脂水平亦会存在一定差异。针对不同季节的特点，食养有不同的要求。

春季，阳气上升，万物萌发，膳食应当以护阳保肝为主，多食时令蔬菜（如芹菜、芦笋等），可适当食用具有疏肝理气、养肝清肝作用的食药物质，如佛手、生麦芽、菊花等。注意忌过食寒凉、黏滞、肥腻之物。

初夏，天气渐热，阳气旺盛，膳食当以益气清心为主。可适当食用鸭肉、鱼类、兔肉、小麦、绿豆、豆腐及时令蔬菜瓜果。**长夏**乃夏秋之交，地气升腾，气候潮湿，故长夏主湿。膳食应以清利湿热、健运脾胃为主。长夏所食之物应清淡，少油腻，要以温食为主。适当食用健脾化湿作用的食药物质，如橘皮、薏苡仁、白扁豆、赤小豆、莱菔子等。

秋季，气候萧条，燥胜地干。秋季膳食当以滋阴润肺为主，可适当食用具有滋阴作用的食药物质，如桑椹、黑芝麻、乌梅、百合等。秋燥易伤津耗液，故秋天应少吃辛辣、煎炸、油腻及热性食物。

冬季，天寒地冻，万物收藏。冬月食养重在散寒邪、补肾阳，可适当食用羊肉等性质偏温的食物，以及具有滋阴补肾作用的食药物质，如枸杞子、黄精、山茱萸等。冬天应忌食生冷之物，以防阳伤而生寒。

Q: 如何做到食养原则和建议七：
因地制宜，合理搭配？

A: 受不同地区气候、环境影响，居民膳食习惯、生理特征存在差异，根据地域调整膳食，对人体健康具有重要作用。

北方地区（温带季风气候）主要指东北地区、华北地区、华中大部分地区，此地区高脂血症人群中医体质主要涉及痰湿质、湿热质、血瘀质。建议北方地区高脂血症人群多食新鲜蔬果、鱼虾类、奶类、豆类，控制油、盐摄入量，减少腌制蔬菜的摄入；同时可适当食用具有祛湿、化痰的食药物质，如橘皮、薏苡仁、白扁豆、赤小豆、莱菔子、山楂、桃仁、沙棘等。

南方地区（亚热带季风气候）包括长江中下游、南部沿海和西南大部分地区，此地区高脂血症人群中医体质主要涉及痰湿质、湿热质、气虚质。建议该地区高脂血症人群控制油、盐摄入量，适量增加粗粮摄入，如紫薯、玉米、黑米、大麦、青稞等；同时可适当食用具有祛湿、化痰、益气健脾作用的食药物质，如人参、白扁豆、薏苡仁、山药、大枣、麦芽、茯苓等。

西北地区（温带大陆性气候）高脂血症人群中医体质主要涉及阴虚质和痰湿质。建议西北地区高脂血症人群在蛋白质摄入充足的条件下，适当减少牛羊肉的食用（可由去皮禽肉、鱼、虾、蛋等代替）；多食蔬菜和水果；同时可适当食用具有滋养肝肾阴津作用的食药物质，如枸杞子、桑椹、菊花、黑芝麻、百合、乌梅、决明子等。

青藏地区（高原山地气候）高脂血症人群中医体质主要涉及阴虚质、瘀血质、痰湿质，该地区居民日常膳食的主要构成有糌粑、大米、面粉、青稞、肉类和奶类。建议该地区高脂血症人群多食用去皮禽肉、鱼等动物蛋白，并补充优质的植物蛋白，如大豆蛋白等，同时增加蔬菜和水果的摄入量。

Q: 如何做到食养原则和建议八：
会看慧选，科学食养，适量食用食药物质？

A: 高脂血症人群可通过看标签选择适合的食品，满足营养需求。例如，通过看营养标签选择脂肪含量低的食品，同时了解食品中能量和相关营养成分的含量，包括碳水化合物、蛋白质、膳食纤维以及钠等，做到科学合理选择。

可适当多吃富含植物甾醇、多糖等植物化学物的食物，如大豆、洋葱、香菇以及深色蔬果等，每日可摄入2g左右植物甾醇。

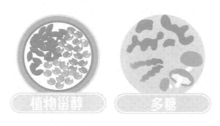

植物甾醇　　多糖

一些食药物质能调节血脂水平，高脂血症人群适量食用，可以起到辅助降低血脂的作用。食药物质及新食品原料食用量应符合相关要求。已知对某种食药物质过敏者，正在服用某些药物与食药物质有禁忌时，应在医师、执业药师及营养师等专业人员指导下使用。

第三章

成人高脂血症
中医食养食谱示例

痰浊内阻型食谱示例

痰浊内阻型高脂血症人群常表现身体肥胖，肢体有沉重感，头昏多眠，容易困倦，胸闷气短，大便黏或不成形，舌体胖大，舌苔黏腻。因此，本部分食谱选择了具有祛湿、化痰、理气作用的茶饮，以及和证型相适应的食养方，具体示例见表3-1。

表 3-1　痰浊内阻型高脂血症食谱示例

示例1	
早餐	全麦面包（全麦面粉30g，高筋面粉60g） 煮鸡蛋（鸡蛋50g） 脱脂牛奶（300mL） 凉拌海带丝（海带丝50g）
茶饮	山楂菊花决明子茶（山楂*9g，菊花*6g，炒决明子*9g）
中餐	红芸豆米饭（红芸豆10g，小米10g，大米70g） 香菇炒芹菜（芹菜200g，香菇20g，淀粉5g） 洋葱西红柿烩牛肉（洋葱20g，牛肉80g，土豆50g，西红柿100g） 海带木耳汤（海带30g，木耳50g）
加餐	橙子（200g），甜杏仁*（10g）
晚餐	杂粮米饭（黑米10g，糙米25g，小米10g，高粱米10g） 芦笋豆腐干（芦笋100g，豆腐干30g，口蘑10g） 胡萝卜炒空心菜（胡萝卜150g，空心菜150g，柿子椒20g） 桔红蜇皮鸭肉汤（桔红*5g，大枣*3g，鸭肉30g，海蜇皮10g，冬瓜100g）
油、盐	全天总用量：植物油20g，盐5g

示例2	
早餐	玉米面馒头（玉米面30g，面粉50g） 脱脂牛奶（300mL） 煮鸡蛋（鸡蛋50g） 洋葱千张（洋葱10g，豆腐皮20g）
茶饮	三鲜茶（鲜荷叶*、鲜藿香*、鲜橘皮*各10g）
中餐	杂粮米饭（黑米10g，糙米70g，小米10g，高粱米10g） 清蒸鲈鱼（鲈鱼80g，生姜*2片，葱2段） 蒜蓉油麦菜（油麦菜200g） 西红柿紫菜蛋花汤（紫菜5g，西红柿50g，鸡蛋15g）
加餐	苹果（200g）
晚餐	紫薯芋头饭（芋头30g，紫薯30g，大米60g） 山楂西兰花炒肉片（猪瘦肉30g，西兰花100g，山楂*3g，鸡蛋清10g） 素烩三菇（冬菇、香菇、草菇各25g） 海带冬瓜薏苡仁汤（海带30g，冬瓜100g，薏苡仁*30g）
油、盐	全天总用量：植物油20g，盐5g

022

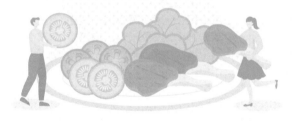

	示例3
早餐	黄豆粳米豆浆（黄豆30g，粳米30g） 卤鸡蛋（鸡蛋50g） 双色花卷（面粉40g，南瓜20g） 香干拌笋丝（香干30g，莴笋100g，胡萝卜20g）
茶饮	三鲜饮（鲜山楂*15g，鲜白萝卜15g，鲜橘皮*3g）
中餐	杂粮米饭（黑米10g，糙米60g，小米10g，高粱米10g） 荷叶兔肉（荷叶*半张，兔肉50g） 炒时蔬（生菜、芥蓝、茄子、西葫芦交替食用，每次200g） 冬瓜莲蓬薏苡仁煲瘦肉（冬瓜100g，薏苡仁*10g，莲蓬5g，大枣*3g，猪瘦肉50g）
加餐	苹果（200g），腰果（10g）
晚餐	荞麦面条（荞麦面粉40g，高筋面粉40g） 胡萝卜炒西兰花（胡萝卜100g，西兰花100g） 海米香菇炖粉条（粉条30g，香菇10g，虾仁10g，鸡肉30g） 豆腐海带汤（海带10g，豆腐20g，菠菜30g）
油、盐	全天总用量：植物油20g，盐5g

注：1. 以上食谱可提供每日能量1790~1880kcal，蛋白质80~90g，碳水化合物245~275g及脂肪45~50g；宏量营养素占总能量比为：蛋白质15%~20%，碳水化合物50%~60%，脂肪20%~25%。

2. *表示食谱中用到的食药物质，如山楂、菊花、决明子等。

痰瘀互结型食谱示例

　　痰瘀互结型高脂血症人群常表现身体肥胖，肢体沉重感，头昏多眠，容易困倦，胸刺痛或闷痛，口唇暗紫，大便黏腻，舌体胖大，舌苔黏腻，或舌质紫暗，或舌体有瘀点瘀斑。因此，本部分食谱选择了具有活血、祛瘀、化痰作用的茶饮，以及和证型相适应的食养方，具体示例见表3-2。

表3-2　痰瘀互结型高脂血症食谱示例

	示例1
早餐	全麦面包（全麦面粉30g，高筋面粉50g） 煮鸡蛋（鸡蛋50g） 脱脂牛奶（300mL） 腐竹拌油麦菜（腐竹10g，油麦菜50g）
茶饮	山楂薏苡仁饮（山楂*3g，薏苡仁*15g，炒莱菔子*3g）
中餐	荞麦面条（荞麦面粉40g，高筋面粉40g） 豆干肉丝（豆腐干20g，胡萝卜30g，猪瘦肉40g） 香菇木耳炒芹菜（香菇20g，木耳30g，芹菜200g） 虾仁紫菜丝瓜汤（虾仁10g，紫菜10g，丝瓜100g）
加餐	橙子（200g）
晚餐	山药粥（山药*60g，大枣*3g，大米40g，小米30g） 芦笋炒香菇（芦笋100g，香菇50g） 洋葱西红柿烩牛肉（洋葱20g，牛肉50g，土豆50g，西红柿100g）
油、盐	全天总用量：植物油20g，盐5g

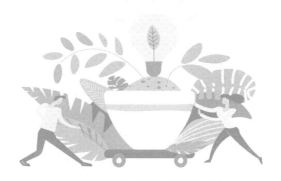

	示例2
早餐	玉米面馒头（玉米面40g，面粉40g） 橘皮佛手山楂粥（橘皮*6g，佛手*6g，山楂*3g，粳米30g） 煮鸡蛋（鸡蛋50g） 小葱拌豆腐（豆腐30g，小葱20g） 脱脂牛奶（300mL）
茶饮	山楂菊花决明子茶（山楂*6g，菊花*6g，炒决明子*9g）
中餐	红芸豆米饭（红芸豆10g，小米10g，大米70g） 扁豆大枣蒸海鱼（白扁豆*6g，大枣*3g，带鱼60g） 山楂西兰花炒肉片（猪瘦肉40g，西兰花100g，山楂*3g） 冬瓜萝卜汤（白萝卜60g，冬瓜60g，鸡蛋10g）
加餐	苹果（200g）
晚餐	素馅饺子（圆白菜150g，面粉80g，香菜20g，黄豆芽20g） 素烩三菇（冬菇、香菇、草菇各25g） 洋葱炒木耳（洋葱30g，木耳20g，芹菜100g，鸡胸肉60g） 豆腐海带汤（豆腐50g，海带10g，菠菜30g）
油、盐	全天总用量：植物油20g，盐5g

示例3	
早餐	粳米豆浆（黄豆20g，粳米30g） 煮鸡蛋（鸡蛋50g） 双色花卷（面粉60g，南瓜40g） 胡萝卜拌笋丝（笋丝100g，胡萝卜丝20g）
茶饮	海带绿豆水（海带15g，绿豆15g）
中餐	杂粮米饭（黑米10g，糙米40g，小米10g，高粱米10g） 滑炒鸡片（鸡肉40g，淀粉2g，葱1段，生姜*1片） 凉拌蔬菜丁（胡萝卜20g，豌豆10g，菠菜100g，金针菇20g） 鲫鱼山楂萝卜汤（鲫鱼70g，白萝卜50g，山楂*6g）
加餐	苹果（200g），核桃仁（10g）
晚餐	荞麦面条（荞麦面粉25g，面粉80g） 香菇西红柿烩羊肉（香菇20g，西红柿100g，芹菜200g，羊里脊肉60g，柿子椒20g） 炒时蔬（生菜、芥蓝、茄子、西葫芦交替食用，每次200g） 山楂黑木耳乌鸡汤［山楂*6g，山药*60g，（干）木耳5g，乌鸡肉40g］
油、盐	全天总用量：植物油20g，盐5g

注：1. 以上食谱可提供能量1700~1900kcal，蛋白质75~90g，碳水化合物240~280g及脂肪45~50g；宏量营养素占总能量比为：蛋白质15%~20%，碳水化合物50%~60%，脂肪20%~25%。

2. *表示食谱中用到的食药物质，如莱菔子、山药等。

气滞血瘀型食谱示例

气滞血瘀型高脂血症人群常表现胸部或胁部胀满，或针刺样疼痛，情绪低落或急躁易怒，喜欢长叹气，口唇紫暗，舌暗红，有瘀点或瘀斑。因此，本部分食谱选择了具有行气解郁、活血化瘀作用的茶饮，以及和证型相适应的食养方，具体示例见表3-3。

表3-3 气滞血瘀型高脂血症食谱示例

	示例1
早餐	素馅饺子（圆白菜120g，面粉50g，香菜10g，黄豆芽10g） 桃仁粳米粥［桃仁（去皮尖）*2g，橘皮末*1g，粳米20g］ 煮鸡蛋（鸡蛋50g） 脱脂牛奶（300mL） 凉拌萝卜黄瓜丝（白萝卜50g，黄瓜100g，葱1段）
茶饮	山楂橘皮饮（山楂*6g，生姜*3g，橘皮*3g）
中餐	红芸豆米饭（红芸豆20g，小米20g，大米50g） 西兰花炒胡萝卜（西兰花100g，胡萝卜100g） 莲藕焖鸭（洋葱20g，去皮鸭肉40g，莲藕50g，柿子椒20g） 西红柿丝瓜汤（西红柿100g，丝瓜100g，瘦肉20g）
加餐	橙子（200g）
晚餐	荞麦面条（荞麦面粉40g，面粉40g） 芦笋豆腐干（芦笋100g，豆腐干20g，口蘑10g） 土豆炖鸡块（鸡肉30g，土豆60g，葱1段，枸杞*3g，生姜*1片） 山楂黑木耳乌鸡汤［山楂*6g，山药*60g，（干）木耳5g，乌鸡肉30g］
油、盐	全天总用量：植物油20g，盐5g

示例2	
早餐	木耳山楂粥（木耳3g，山楂*3g，粳米50g） 香菇菜包（面粉60g，青菜100g，香菇10g，豆腐干20g） 煮鸡蛋（鸡蛋50g） 凉拌海带丝（海带丝50g）
茶饮	菊楂决明饮（菊花*、山楂*、炒决明子*各10g）
中餐	荞麦面条（荞麦面粉40g，面粉40g） 清蒸带鱼（带鱼40g，生姜*2片） 蒜蓉油麦菜（油麦菜200g） 蘑菇豆腐汤（平菇10g，豆腐60g，蒜苗5g）
加餐	桃子（200g），脱脂牛奶（300mL），核桃仁（10g）
晚餐	紫薯馒头（紫薯60g，面粉60g） 猪肉炒山楂（猪瘦肉40g，山楂*6g） 胡萝卜木耳炒芹菜（胡萝卜50g，木耳10g，芹菜200g） 紫菜蛋花汤（紫菜5g，鸡蛋15g）
油、盐	全天总用量：植物油20g，盐5g

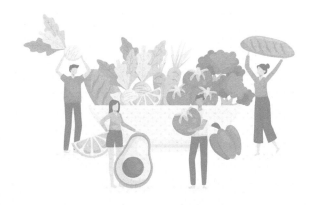

示例3	
早餐	全麦面包（全麦面粉15g，高筋面粉35g） 煮鸡蛋（鸡蛋50g） 燕麦酸奶（酸奶300g，燕麦片10g） 香干拌笋丝（香干10g，笋丝50g，胡萝卜丝10g）
茶饮	山楂玫瑰花茶（山楂*6g，重瓣玫瑰#3g）
中餐	杂粮米饭（黑米10g，糙米60g，小米10g，高粱米10g） 木耳炒鸡胸肉（鸡胸肉30g，木耳5g，豆角100g） 凉拌蔬菜丁（胡萝卜100g，豌豆20g，菠菜100g，金针菇20g） 香菇萝卜汤（香菇10g，白萝卜50g）
加餐	苹果（200g）
晚餐	双色花卷（面粉50g，南瓜30g） 平菇炒西兰花（平菇100g，西兰花100g） 西红柿炒鸡蛋（西红柿200g，鸡蛋50g，葱1段） 佛手桃仁煲瘦肉［佛手*10g，桃仁（去皮尖）*3g，猪瘦肉40g］
油、盐	全天总用量：植物油20g，盐5g

注：1. 以上食谱可提供能量1700~1800kcal，蛋白质70~90g，碳水化合物240~255g及脂肪44~50g；宏量营养素占总能量比为：蛋白质15%~20%，碳水化合物50%~60%，脂肪20%~25%。
　　2. *表示食谱中用到的食药物质，如桃仁、生姜。
　　　#表示食谱中用到的新食品原料，如重瓣玫瑰。

气虚血瘀型食谱示例

气虚血瘀型高脂血症人群常表现气短乏力，精神疲倦，少言懒言，胸部或胁部针刺样疼痛，活动后诱发或加重，出汗多，舌淡暗或淡紫或有瘀斑、瘀点。因此本部分食谱选择了具有补气、活血作用的茶饮，以及和证型相适应的食养方，具体示例见表3-4。

表3-4 气虚血瘀型高脂血症食谱示例

	示例1
早餐	山楂小米粥（山楂*3g，大枣*3g，小米30g） 煮鸡蛋（鸡蛋50g） 燕麦酸奶（酸奶300g，燕麦片10g） 凉拌紫甘蓝黄瓜（紫甘蓝50g，黄瓜丝100g）
茶饮	山楂甘草茶（山楂*3g，甘草*6g）
中餐	红芸豆米饭（红芸豆10g，小米10g，大米70g） 香菇炒芹菜（芹菜200g，香菇20g，淀粉5g） 洋葱西红柿烩牛肉（洋葱20g，牛肉50g，土豆50g，西红柿100g） 芪参鲤鱼汤（当归*3g，黄芪*3g，党参*5g，生姜*2片，鲤鱼60g）
加餐	橙子（200g）
晚餐	紫薯芋头粥（芋头50g，紫薯50g，小米30g，大米30g） 芦笋豆腐干（芦笋150g，豆腐干20g，口蘑20g） 山楂黑木耳乌鸡汤（山楂*6g，山药*60g，木耳20g，乌鸡肉40g）
油、盐	全天总用量：植物油20g，盐5g

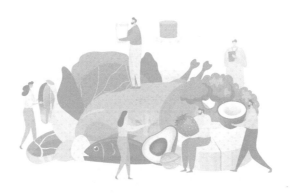

示例2	
早餐	莲子桃仁粥［莲子*9g，茯苓*9g，桃仁（去皮尖）*3g，粳米20g］ 煮鸡蛋（鸡蛋50g） 杂粮馒头（玉米面30g，荞麦面15g，黑麦面15g，淀粉10g） 黄瓜拌笋丝（黄瓜100g，笋丝100g，胡萝卜丝10g）
茶饮	山楂甘草薏苡仁饮（甘草*、山楂*、薏苡仁*各9g）
中餐	杂粮米饭（黑米10g，糙米50g，小米10g，高粱米10g） 清蒸鲈鱼（鲈鱼60g，生姜*2片，葱2段） 蒜蓉油麦菜（油麦菜200g） 桃仁鸡［桃仁（去皮尖）*3g，山药*15g，大枣*3g，龙眼肉*5g，生姜*1片，鸡肉50g］
加餐	苹果（200g），核桃仁（10g）
晚餐	杂粮米饭（黑米15g，糙米60g，小米15g，高粱米15g） 山楂西兰花炒肉片（猪瘦肉60g，西兰花100g，山楂*3g，鸡蛋清10g） 香菇木耳炒芹菜（香菇20g，木耳20g，芹菜200g） 西红柿豆腐汤（西红柿100g，豆腐40g）
油、盐	全天总用量：植物油20g，盐5g

示例3	
早餐	香菇菜包（面粉60g，小白菜70g，香菇5g） 山楂小米粥（山楂*3g，大枣*3g，小米25g） 煮鸡蛋（鸡蛋50g） 脱脂牛奶（300mL） 蒜片黄瓜（黄瓜100g）
茶饮	荷叶山楂饮（荷叶*9g，山楂*3g）
中餐	杂粮米饭（黑米5g，糙米50g，小米5g，高粱米5g，青稞10g） 荷叶兔肉（荷叶*半张，兔肉50g） 炒时蔬（生菜、芥蓝、茄子、西葫芦交替食用，每次200g） 归芪鸡汤（当归*10g，黄芪*6g，生姜*2片，鸡肉50g）
加餐	苹果（200g）
晚餐	荞麦面条（荞麦面粉50g，面粉50g） 平菇炒西兰花（平菇100g，西兰花100g，鸡胸肉40g） 芹菜炒胡萝卜粒（胡萝卜100g，芹菜200g） 山楂鲫鱼汤（山楂*6g，葛根*15g，鲫鱼80g）
油、盐	全天总用量：植物油20g，盐5g

注：1. 以上食谱可提供能量1700~1800kcal。蛋白质75~85g，碳水化合物230~255g及脂肪45~50g；宏量营养素占总能量比为：蛋白质15%~20%，碳水化合物50%~60%，脂肪20%~25%。

2. *表示食谱中用到的食药物质，如甘草、当归、生姜等。党参、黄芪，非试点地区限执业医师使用。

肝肾阴虚型食谱示例

肝肾阴虚型高脂血症人群常表现头晕耳鸣，腰酸腿软，手心、脚心发热，心烦失眠，健忘多梦，舌红，苔少。因此，本部分食谱选择了具有滋补肝肾作用的茶饮，以及和证型相适应的食养方，具体示例见表3-5。

表3-5 肝肾阴虚型高脂血症食谱示例

示例1	
早餐	银耳炖牛奶（牛奶300mL，银耳10g） 煮鸡蛋（鸡蛋50g） 枸杞子馒头（全麦面粉70g，玉米面20g，枸杞子*6g） 黄瓜拌紫甘蓝（紫甘蓝50g，黄瓜100g）
茶饮	杞菊饮（枸杞子*6g，菊花*6g，炒决明子*9g，绿茶3g）
中餐	杂粮米饭（黑米10g，糙米60g，小米10g，高粱米10g） 口蘑炒芹菜（芹菜200g，口蘑40g，淀粉5g） 芥蓝炒牛肉（芥蓝200g，牛肉40g，胡萝卜50g） 枸杞叶蛋花汤（枸杞叶30g，枸杞子*3g，鸡蛋20g）
加餐	橙子（200g）
晚餐	素馅饺子（西葫芦150g，面粉90g，木耳15g，绿豆芽10g） 青椒豆腐干（青椒100g，豆腐干20g，香菇10g） 土豆炖鸡肉（鸡胸肉30g，土豆60g，枸杞子*3g，生姜*1片） 冬瓜紫菜汤（紫菜10g，冬瓜50g，猪瘦肉20g）
油、盐	全天总用量：植物油20g，盐5g

	示例2
早餐	牛奶燕麦粥（牛奶300mL，燕麦片10g） 煮鸡蛋（鸡蛋50g） 双色花卷（面粉60g，南瓜20g） 木耳甜椒拌洋葱（木耳20g，洋葱100g，柿子椒20g）
茶饮	山楂菊花决明子茶（山楂*6g，菊花*6g，炒决明子*9g）
中餐	枸杞芝麻蔬菜饼（枸杞子*5g，黑芝麻*2g，枸杞叶10g，糯米粉50g，粳米粉50g，鸡蛋液20g） 海带炖黄花鱼（黄花鱼80g，海带10g） 蒜蓉油麦菜（油麦菜200g） 山药枸杞乌鸡汤（山药*50g，枸杞子*3g，乌鸡肉30g）
加餐	葡萄（200g）
晚餐	紫薯芋头粥（芋头30g，紫薯30g，大米25g，小米25g） 莴笋山楂炒牛肉（牛里脊肉30g，莴笋100g，山楂*3g，鸡蛋清10g） 黄精枸杞焖鸭（黄精*10g，枸杞子*3g，玉竹*3g，鸭肉30g，生姜*2片） 蘑菇豆腐汤（白玉菇10g，豆腐20g，蒜苗5g）
油、盐	全天总用量：植物油20g，盐5g

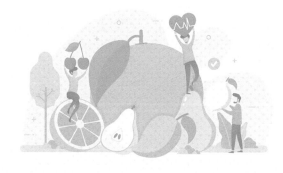

	示例3
早餐	枸杞芝麻粥（枸杞子*3g，黑芝麻*5g，粳米30g） 煮鸡蛋（鸡蛋50g） 脱脂牛奶（300mL） 洋葱千张（洋葱100g，豆腐皮10g）
茶饮	荷叶夏枯草枸杞茶（鲜荷叶*20g，夏枯草#9g，枸杞子*6g）
中餐	杂粮米饭（黑米10g，糙米50g，小米10g，高粱米10g） 枸杞子炖兔肉（枸杞子*3g，黄精*10g，兔肉50g） 凉拌蔬菜丁（胡萝卜20g，青豆80g，生菜50g，口蘑20g） 豆腐海带汤（海带10g，豆腐20g，菠菜30g）
加餐	苹果（200g）
晚餐	荞麦面条（荞麦面粉40g，面粉40g） 芦笋炒香菇（芦笋100g，香菇50g） 洋葱炒西红柿（洋葱100g，西红柿200g） 枸杞叶瘦肉汤（枸杞叶80g，枸杞子*3g，猪瘦肉20g）
油、盐	全天总用量：植物油20g，盐5g

注：1. 以上食谱可提供能量1700~1900kcal，蛋白质70~95g，碳水化合物240~270g及脂肪45~50g；宏量营养素占总能量比为：蛋白质15%~20%，碳水化合物50%~60%，脂肪20%~25%。

2. *表示食谱中用到的食药物质，如枸杞子、菊花、决明子等。
#表示食谱中用到的新食品原料，如夏枯草。

脾虚湿盛型食谱示例

脾虚湿盛型高脂血症人群常表现身体困倦，大便不成形或腹泻，饮食无味，食后腹胀，舌淡，舌体胖大有齿痕，舌苔色白黏腻。因此，本部分食谱选择了具有健脾祛湿作用的茶饮，以及和证型相适应的食养方，具体示例见表3-6。

表3-6　脾虚湿盛型高脂血症食谱示例

示例1	
早餐	双色花卷（面粉40g，红薯20g） 山药芡薏粥（山药*15g，薏苡仁*12g，芡实*6g，粳米20g） 煮鸡蛋（鸡蛋50g） 脱脂牛奶（300mL） 紫甘蓝拌白萝卜（紫甘蓝100g，白萝卜100g）
茶饮	健脾饮（橘皮*6g，荷叶*6g，山楂*3g，麦芽*10g）
中餐	红芸豆米饭（红芸豆5g，小米5g，大米40g） 木耳拌芹菜（芹菜100g，木耳40g） 洋葱西红柿烩牛肉（洋葱20g，牛肉40g，土豆50g，西红柿100g） 山药茯苓煲乳鸽（山药*10g，茯苓*5g，龙眼肉*3g，乳鸽20g，猪瘦肉20g）
加餐	橙子（200g）
晚餐	青菜面条（面粉40g，青菜40g） 水煮芥蓝（芥蓝100g） 鸡丝炖粉条（鸡胸肉20g，粉条50g，胡萝卜50g） 薏苡仁玉米粥（薏苡仁*6g，玉米10g，粳米20g）
油、盐	全天总用量：植物油20g，盐5g

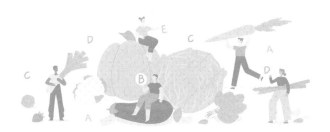

示例2	
早餐	玉米面馒头（玉米面30g，面粉50g） 煮鸡蛋（鸡蛋50g） 脱脂牛奶（300mL） 香干拌莴笋（香干10g，莴笋50g，胡萝卜100g）
茶饮	三花橘皮茶（重瓣玫瑰#、茉莉花、代代花*、荷叶*各10g，橘皮*3g）
中餐	荞麦面条（荞麦面粉40g，面粉40g） 扁豆大枣蒸海鱼（白扁豆*10g，大枣*6g，香菜10g，带鱼40g） 油麦菜炒蒜薹（油麦菜200g，蒜薹100g） 西红柿冬瓜虾米汤（虾米20g，西红柿100g，冬瓜50g）
加餐	苹果（200g），腰果（10g）
晚餐	紫薯芋头粥（芋头30g，紫薯30g，大米50g） 山楂黄瓜炒肉片（猪瘦肉60g，黄瓜100g，山楂*3g，鸡蛋清10g） 芹菜炒胡萝卜粒（洋葱50g，胡萝卜50g，芹菜200g）
油、盐	全天总用量：植物油20g，盐5g

示例3	
早餐	全麦面包（全麦面粉20g，高筋面粉40g） 煮鸡蛋（鸡蛋50g） 茯苓赤小豆粥（茯苓*10g，赤小豆*10g，粳米20g） 脱脂牛奶（300mL） 三色凉拌菜（黄瓜10g，胡萝卜20g，青笋100g）
茶饮	山楂橘皮茶（山楂*12g，橘皮*10g，甘草*3g）
中餐	杂粮米饭（黑米10g，糙米50g，小米10g，高粱米10g，青稞10g） 鸽肉炒菠萝（去皮鸽肉30g，菠萝100g） 芹菜豆干炒肉丝（芹菜200g，豆腐干20g，猪瘦肉30g） 紫菜蛋花汤（紫菜5g，鸡蛋15g）
加餐	苹果（200g）
晚餐	蔬菜面（面粉60g，空心菜50g） 芡实八珍糕（芡实*、山药*、茯苓*、莲子*、薏苡仁*、白扁豆*各3g，人参#3g，米粉15g） 土豆炖鸡肉（鸡胸肉40g，土豆60g，枸杞子*3g，生姜*1片） 冬瓜豆腐汤（豆腐20g，冬瓜100g，香菜10g） 芦笋炒香菇（芦笋100g，香菇50g）
油、盐	全天总用量：植物油20g，盐5g

注：1. 以上食谱可提供能量1700~1800kcal。蛋白质60~80g，碳水化合物230~270g及脂肪40~48g；宏量营养素占总能量比为：蛋白质15%~20%，碳水化合物50%~60%，脂肪20%~25%。

2. *表示食谱中用到的食药物质，如薏苡仁、芡实、橘皮等。
#表示食谱中用到的新食品原料，如重瓣玫瑰、人参。

第四章

成人高脂血症
食养食物及交换表推荐

Q: 不同证型推荐的食药物质及新食品原料有哪些？

A: 高脂血症不同证型食药物质及新食品原料推荐见表4-1。

表4-1　高脂血症不同证型食药物质及新食品原料推荐

中医证型	食药物质选择	备注
痰浊内阻型	佛手、杏仁（甜、苦）、昆布、香薷、桔红、桔梗、荷叶、葛根、橘皮、薏苡仁、莱菔子、紫苏子、山药、莲子、茯苓、决明子、山楂、白扁豆、菊花、赤小豆	1.在限定使用范围和剂量内作为食药物质； 2.食用方法请咨询医生、营养师等专业人员； 3.试点物质以+标记，非试点地区限执业医师使用； 4.新食品原料以#标记，每种每天食用量不能超过相关规定中的使用量，多种联合食用时宜酌情控制食用量
痰瘀互结型	莱菔子、桔梗、白果、薏苡仁、山药、橘皮、昆布、茯苓、荷叶、决明子、山楂、桃仁、杏仁、葛根、白扁豆、沙棘	
气滞血瘀型	佛手、杏仁（甜、苦）、当归、西红花、姜黄、荜茇、桃仁、山楂、重瓣玫瑰#、陈皮、刀豆、葛根、决明子	
气虚血瘀型	人参（人工种植≤5年）#、山药、白扁豆、茯苓、莲子、薏苡仁、大枣、昆布、山楂、荷叶、桃仁、决明子、葛根、黄芪+、党参+、西洋参+、沙棘	
肝肾阴虚型	桑椹、枸杞子、菊花、黄精、山茱萸+、百合、天麻+、夏枯草#、山药、荷叶、桑叶、黑芝麻、决明子、山楂、葛根、乌梅、铁皮石斛+	
脾虚湿盛型	人参（人工种植≤5年）#、生姜、山药、白扁豆、茯苓、莲子、薏苡仁、山楂、橘皮、赤小豆、昆布、莱菔子、荷叶、桑叶、决明子、葛根、党参+、麦芽	

Q: 常见食物交换表推荐有哪些？

A: 根据不同类别食物的营养特点，表4-2~表4-9列举了8类食物的换算量，使用者可参考食物交换表和食谱示例，相互交换、合理搭配。

表 4-2　谷、薯类食物等量交换表（90kcal）

类别	主要食物	每份质量/g	质量估算
谷物	大米、面粉、玉米面、杂粮等（干、生、非加工类制品）	23~27	大米1把
主食制品	馒头、花卷、大饼、烧饼、米饭、面包、面条等（不包括干面条）	34~38	馒头约半个米饭半碗面包1片
全谷物	玉米粒（干）、高粱米、小米、荞麦、黄米、燕麦、藜麦、青稞等	23~27	小米1把
杂豆类	绿豆、赤小豆、芸豆、蚕豆、豌豆、眉豆等	23~27	绿豆1把
粉条（丝）及淀粉	粉条、粉丝、团粉、玉米淀粉等	23~27	粉丝1把
糕点和油炸类	蛋糕、江米条、油条、油饼等	20~23	油条1/4根江米条5根
薯芋类	马铃薯、甘薯、木薯、山药、芋头、豆薯等	90~110	马铃薯半个

表 4-3　蔬菜类等量交换表（90kcal）

类别	主要食物	每份质量/g	质量估算
蔬菜（综合）	常见蔬菜（不包含腌制、罐头等制品，干制蔬菜需换算）	240~260	—
茄果类	茄子、西红柿、柿子椒、辣椒、西葫芦、黄瓜、丝瓜、冬瓜、南瓜等	360~400	西红柿约2个黄瓜1根
白色叶花茎类菜	大白菜、奶白菜、圆白菜、娃娃菜、菜花、白笋、竹笋、百合、鱼腥草等	300~350	奶白菜3把圆白菜半棵
深色叶花茎类菜	油菜、菠菜、油麦菜、鸡毛菜、香菜、乌菜、萝卜缨、茴香、苋菜等（特指胡萝卜素含量≥300μg的蔬菜）	270~300	油菜3把菠菜3把
根茎类	白萝卜、胡萝卜、水萝卜、山药等（不包括马铃薯、芋头等薯芋）	80~320	胡萝卜1根白萝卜半根
鲜豆类	豇豆、扁豆、四季豆、刀豆、豌豆等（新鲜，带荚）	150~170	扁豆2把
蘑菇类（鲜）	香菇、草菇、平菇、白蘑、金针菇等鲜蘑菇	270~300	平菇2把
蘑菇类（干）	香菇、木耳、茶树菇、榛蘑等干制品	25~30	香菇1把

注：如果混食多种蔬菜，选择蔬菜（综合）的份量；如果单选某类蔬菜，按类确定份量。

表 4-4　水果类等量交换表（90kcal）

类别	主要食物	每份质量/g	质量估算
水果（综合）	常见水果（不包括糖渍、罐头类制品，干制水果需换算）	140~160	—
柑橘类	橘子、橙子、柚子、柠檬等	180~220	橘子2个 橙子1个
仁果、核果、瓜果类	苹果、梨、桃、李子、杏、樱桃、甜瓜、西瓜、黄金瓜、哈密瓜等	160~180	苹果1个
浆果类	葡萄、石榴、柿子、桑椹、草莓、无花果、猕猴桃等	140~160	草莓7颗 猕猴桃2个
枣和热带水果	各类鲜枣、芒果、荔枝、桂圆、菠萝、香蕉、榴莲、火龙果等	70~90	鲜枣7个 香蕉1根 荔枝4颗
干果	葡萄干、杏干、苹果干等	24~28	葡萄干1把

注：如果混食多种水果，选择水果（综合）的份量；如果单选某类水果，按类确定份量。

表 4-5　肉类等量交换表（90kcal）

类别	主要食物	每份质量/g	质量估算
畜肉类（综合）	常见禽畜肉类	40~60	—
畜肉类（纯瘦，脂肪≤5%）	牛里脊、羊里脊等	70~90	瘦肉约手掌大
畜肉类（瘦，脂肪6%~15%）	猪里脊、牛腱子、羊腿肉等	50~70	牛腱子1块
畜肉类（肥瘦，脂肪16%~35%）	前臀尖、猪大排等	25~35	猪大排1块
畜肉类（较肥，脂肪36%~50%）	五花肉、肋条肉等	15~25	五花肉1块
畜肉类（肥，脂肪≥85%）	肥肉、板油等	10~13	肥肉1粒
禽肉类	鸡、鸭、鹅、火鸡等	40~60	鸡肉1块
畜禽内脏类	猪肝、猪肚、牛舌、羊肾、鸡肝、鸡心、鸭肫等	60~80	猪肝1块
蛋类	鸡蛋、鸭蛋、鹅蛋、鹌鹑蛋等	50~70	鸡蛋1个
鱼类	鲤鱼、草鱼、鲢鱼、鳙鱼、黄花鱼、带鱼、鲳鱼、鲈鱼等	60~90	鲤鱼1块
虾、蟹、贝类	河虾、海虾、河蟹、海蟹、河蚌、蛤蜊、蛏子等	100~130	海虾5只河蟹2只

注：如果不便判断脂肪含量，选择畜肉（综合）的份量，否则按类确定份量。五花肉、肥肉宜减少食用频次或摄入总量。

表 4-6 坚果类等量交换表（90kcal）

类别	主要食物	每份质量/g	质量估算
淀粉类坚果（碳水化合物≥40%）	板栗、白果、芡实、莲子等	24~26	板栗4颗莲子1把
高脂类坚果（脂肪≥40%）	松子、核桃、葵花子、南瓜子、杏仁、榛子、开心果、芝麻等	12~16	葵花子1把杏仁1把核桃2颗
中脂类坚果（脂肪20%~40%）	腰果、胡麻子、核桃（鲜）、白芝麻等	18~22	腰果1把芝麻1把

表 4-7 大豆、乳及其制品等量交换表（90kcal）

类别	主要食物	每份质量/g	质量估算
大豆类	黄豆、黑豆、青豆	18~22	黄豆1把
豆粉	黄豆粉	18~22	2汤勺
豆腐	北豆腐	80~100	1/3盒
豆腐	南豆腐	140~160	半盒
豆皮（干）	豆腐干、豆腐丝、素鸡、素什锦等	40~60	豆腐丝1把
豆浆	豆浆	320~350	1杯半
液态乳	纯牛乳（全脂）、鲜牛乳	130~150	2/3杯
发酵乳	酸奶（全脂）	90~110	半杯
乳酪	乳酪、干酪	23~25	1块
乳粉	全脂乳粉	18~20	2瓷勺

表 4-8　调味料类的盐含量等量交换表（2000mg 钠或 5g 盐）

类别	每份质量 g	钠含量 mg	盐含量 g	主要食物
食用盐	5	2000	5	精盐、海盐等
鸡精	10	2000	5	鸡精
味精	24	2000	5	味精
豆瓣酱类	30	2000	5	豆瓣酱、辣椒酱、辣酱等
酱油	32	2000	5	生抽、老抽等
咸菜类	63	2000	5	榨菜、酱八宝菜、腌雪里蕻、腌萝卜干等
黄酱类	78	2000	5	黄酱、花生酱、甜面酱、海鲜酱等
腐乳	84	2000	5	红腐乳、白腐乳、臭腐乳等

表 4-9　能量相当于 90kcal 油脂分类参考表

类别	主要食物	每份质量 g	重量估算
饱和脂肪酸类	椰子油、棕榈仁油、棕榈油、猪油、牛油、羊油等	9~11	1汤勺
单不饱和脂肪酸类（油酸类）	茶籽油、橄榄油、菜籽油等	9~11	1汤勺
多不饱和脂肪酸类（亚油酸类）	大豆油、玉米油、葵花籽油、花生油、稻米油、红花油等	9~11	1汤勺
多不饱和脂肪酸类（亚麻酸类）	紫苏油、亚麻籽油、核桃油等	9~11	1汤勺
其他	n-3多不饱和脂肪酸丰富的鱼油	9~11	1汤勺

第五章

成人高脂血症中医六大证型食养方举例

痰浊内阻型食养方举例

一、经验食养茶饮

1.山楂菊花决明子茶

山楂9g，菊花6g，炒决明子9g。加入适量水，煎煮，分多次代茶饮用。

2.三鲜茶

鲜荷叶、鲜藿香、鲜橘皮各10g，洗净，切碎，用滚开水冲泡或稍煮，分多次代茶饮用。夏天头晕泛恶心者，饮之尤宜。

3.三鲜饮

鲜山楂15g，鲜白萝卜15g，鲜橘皮3g。加水350mL，一起放入锅中，用小火煮，煮沸后取汁约250mL，分多次代茶饮。孕妇慎用。

二、食养方

1.桔红蜇皮鸭肉汤

主要材料：桔红5g，大枣3g，鸭肉30g，海蜇皮10g，冬瓜100g。

制作方法：桔红、海蜇皮分别洗净，稍浸泡；大枣洗净；冬瓜去皮切块；老鸭切块、焯水、洗净备用；加水适量，水烧开后，放入老鸭煮熟；然后与冬瓜、桔红、海蜇皮、大枣一起下锅，大火煮沸后改小火煲1h，放入酱油、盐、香菜、葱、蒜末等调味品即可。

用法用量：佐餐食用，1人1次量，可食用7~10d。对鸭肉过敏者禁用。

2.海带冬瓜薏苡仁汤

主要材料：海带30g，冬瓜100g，薏苡仁30g。

制作方法：海带、冬瓜、薏苡仁加入水适量，同煮汤。

用法用量：佐餐食用，1人1次量，可食用7~10d。孕妇慎用。

3.冬瓜莲蓬薏苡仁煲瘦肉

主要材料：冬瓜100g，薏苡仁10g，莲蓬5g，大枣3g，猪瘦肉50g。

制作方法：莲蓬、薏苡仁分别洗净，浸泡30min；冬瓜切大块；大枣洗净；猪瘦肉切块、焯水、洗净；将所有原料及清水500mL放入汤煲中，大火烧开，转小火煲1h，略微加盐调味即可。

用法用量：佐餐食用，1人1次量，可食用7~10d。孕妇慎用。

痰瘀互结型食养方举例

一、经验食养茶饮

1.山楂薏苡仁饮

山楂3g，薏苡仁15g，炒莱菔子3g。加入适量水，煎煮，分多次代茶饮用。孕妇慎用。

2.山楂菊花决明子茶

山楂、菊花各6g，炒决明子9g。加入适量水，煎煮，分多次代茶饮用。

3.海带绿豆水

海带15g，切丝，绿豆15g，同煮汤，分多次服用。

二、食养方

1.橘皮佛手山楂粥

主要材料：橘皮6g，佛手6g，山楂3g，粳米30g。

制作方法：橘皮、佛手、山楂与洗净的粳米，加水适量，共煮粥。

用法用量：代早餐食用或佐餐食用，1人1次量，可食用7~10d。孕妇慎用。

2.山楂西兰花炒肉片

主要材料：猪瘦肉40g，西兰花100g，山楂3g。

制作方法：西兰花切成小朵，焯熟备用；猪瘦肉、山楂加水适量煮，煮至猪肉七成熟捞出待凉，切片，浸在用酱油、黄酒、葱、姜、花椒配成的汁中，1h后沥干。在炒锅内放入适量花生油用小火烧热，放肉片炒至微黄，捞出沥油；将山楂和焯熟的西兰花放油锅内略翻炒，再将肉片放入同炒，用小火烧干汤汁即可。

用法用量：佐餐食用，1人1次量，可食用7~10d。孕妇慎用。

3.鲫鱼山楂萝卜汤

主要材料：鲫鱼70g，白萝卜50g，山楂6g。

制作方法：鲫鱼洗净，沥干水分备用；山楂洗净，备用；白萝卜洗净，切块；锅烧热后加花生油适量，鲫鱼两面稍煎，加水500mL、料酒和生姜片适量，将山楂、白萝卜同时放入锅中，大火烧开后小火煨40min，略微加盐调味即可。

用法用量：佐餐食用，1人1次量，可食用7~10d。孕妇慎用。

4.山楂黑木耳乌鸡汤

主要材料：山楂6g，山药60g，（干）木耳5g，乌鸡肉40g。

制作方法：乌鸡肉洗净，用水煮去血沫，沥干备用；木耳水发，沥干备用；山药去皮、切块；山楂清洗后与乌鸡肉、山药、木耳一起放入砂锅中，加水适量煮1h，略微加盐调味即可。

用法用量：佐餐食用，1人1次量，可食用7~10d。孕妇慎用。

气滞血瘀型食养方举例

一、经验食养茶饮

1.山楂橘皮饮

山楂6g，生姜3g，橘皮3g，加入适量水，煎煮，分多次代茶饮。孕妇慎用。

2.菊楂决明饮

菊花、山楂、炒决明子各10g，加入适量水，煎煮，分多次代茶饮用。孕妇慎用。

3.山楂玫瑰花茶

山楂6g，重瓣玫瑰3g，泡茶，分多次饮用。孕妇慎用。

二、食养方

1.猪肉炒山楂

主要材料：猪瘦肉40g，山楂6g。

制作方法：猪瘦肉、山楂，一起加水适量，煮至猪肉七成熟捞出待凉，切成肉条，浸在用酱油、黄酒、葱、姜、花椒配成的汁中，1h后沥干。在炒锅内放入适量花生油用小火烧热，放肉条炒至微黄，捞出沥油；将山楂放油锅内略翻炒，再将肉条放入同炒，用小火烧干汤汁即可。

用法用量：佐餐食用，1人1次量，可食7~10d。孕妇慎用。

2.佛手桃仁煲瘦肉

主要材料：佛手10g，桃仁（去皮尖）3g，猪瘦肉40g。

制作方法：猪瘦肉清洗干净；桃仁（去皮尖）、佛手一起捣烂成泥，把全部用料放入锅内，加水适量，大火煮沸后，小火煮1h。

用法用量：佐餐食用，1人1次量，可食用7~10d。

气虚血瘀型食养方举例

一、经验食养茶饮

1.山楂甘草茶

山楂3g，甘草6g。加入适量水，煎煮，分多次代茶饮用。孕妇慎用。

2.山楂甘草薏苡仁饮

甘草、山楂、薏苡仁各9g，加入适量水，煎煮，分多次代茶饮用。孕妇慎用。

3.荷叶山楂饮

荷叶9g，山楂3g，加入适量水，煎煮，分多次代茶饮用。孕妇慎用。

二、食养方

1.芪参鲤鱼汤

主要材料：当归3g，黄芪3g，党参5g，鲤鱼60g，生姜2片。

制作方法：鲤鱼洗净，去腥线，沥干水分备用；当归、黄芪、党参洗净，放入纱布袋中备用；锅烧热后加花生油适量，鲤鱼稍煎至两面微黄，加水500mL、料酒适量和生姜，将黄芪、党参同时放入锅中，大火烧开后小火煨40min，略微加盐调味即可。

用法用量：佐餐食用，1人1次量，可食用7~10d。党参、黄芪，非试点地区限执业医师使用。此汤中的党参、黄芪可以用山药10g、人参（人工种植≤5年）3g代替。气火亢盛所致眼干目涩、尿赤便秘等症状者慎用。

2.桃仁鸡

主要材料：桃仁（去皮尖）3g，山药15g，大枣3g，龙眼肉5g，鸡肉50g，生姜1片。

制作方法：鸡肉焯水，清水冲洗干净，将桃仁（去皮尖）、山药、大枣、龙眼肉、生姜，同鸡肉一起放入汤煲，加水适量，大火烧开，小火煲60min，略微加盐调味即可。

用法用量：佐餐食用，1人1次量，可食用7~10d。孕妇慎用。

3.归芪鸡汤

主要材料：当归10g，黄芪6g，生姜2片，鸡肉50g。

制作方法：鸡块洗净，用水煮去血沫，沥干备用；将黄芪、当归清洗后放入纱布袋中，与鸡肉、生姜一起放入砂锅中，加水适量，煮1h，略微加盐调味即可。

用法用量：佐餐食用，1人1次量，可食用7~10d。黄芪，非试点地区限执业医师使用。此汤中的黄芪可以用山药10g、人参（人工种植≤5年）3g代替。气火亢盛所致面赤眼干等症状者慎用。

肝肾阴虚型食养方举例

一、经验食养茶饮

1.杞菊饮

枸杞子6g，菊花6g，炒决明子9g，绿茶3g。加入适量水，煎煮，分多次代茶饮用。

2.山楂菊花决明子茶

山楂、菊花各6g，炒决明子9g。加入适量水，煎煮，分多次代茶饮用。

3.荷叶夏枯草枸杞茶

鲜荷叶20g，夏枯草9g，枸杞子6g。水煎，分多次代茶饮用。

二、食养方

1.枸杞芝麻蔬菜饼

主要材料：枸杞子5g，黑芝麻2g，枸杞叶10g，糯米粉50g，粳米粉50g，鸡蛋液20g。

制作方法：黑芝麻炒熟备用；鸡蛋打入碗中，搅匀；枸杞叶摘洗干净；锅中倒油烧热，下葱花炝锅，倒入酱油和适量水烧开，倒入鸡蛋液，放枸杞叶煮沸，加盐，淋香油成汤汁备用；糯米粉、粳米粉、黑芝麻加备用汤汁揉成团，和均匀后揉成长条，分段按成饼，包入枸杞子，捏成团上锅蒸30min后出锅即可。

用法用量：代早餐食用或佐餐食用，1人1次量，可食用7~10d。枸杞叶可用其他绿色蔬菜代替。脾虚厌食、腹胀消化不良者慎用。

2.黄精枸杞焖鸭

主要材料：黄精10g，枸杞子3g，玉竹3g，鸭肉30g，生姜2片。

制作方法：鸭肉焯水、切块、洗净；黄精、枸杞子、玉竹、生姜一起放入煲中，加水适量，大火烧沸，小火炖1h，略微加盐调味即可。

用法用量：佐餐食用，1人1次量，可食用7~10d。

3.枸杞芝麻粥

主要材料：枸杞子3g，黑芝麻5g，粳米30g。

制作方法：黑芝麻、枸杞子洗净备用；粳米洗净，温水泡30min备用；将黑芝麻、枸杞子放入砂锅中，加水500mL，大火煮沸后改小火煮10min，加粳米继续煮30min即可。

用法用量：代早餐食用，1人1次量，可食用7~10d。

4.枸杞子炖兔肉

主要材料：枸杞子3g，黄精10g，兔肉50g。

制作方法：兔肉洗净，切成小块，入锅焯水；枸杞子、黄精洗净；生姜洗净切片；砂锅内放入清水，加入兔肉块、黄精、料酒、姜片，大火烧开后小火慢炖30min；待兔肉熟烂，再加入枸杞子煮5min；略微加盐调味即可。

用法用量：佐餐食用，1人1次量，可食用7~10d。湿热内蕴所致大便黏腻、口舌生疮等症状者慎用。

脾虚湿盛型食养方举例

一、经验食养茶饮

1.健脾饮

橘皮6g，荷叶6g，山楂3g，麦芽10g。将橘皮、荷叶切丝，和山楂、麦芽一起，加水500mL煎煮30min，去渣留汁，分多次代茶饮用。孕妇慎用。

2.三花橘皮茶

重瓣玫瑰、茉莉花、代代花、荷叶各10g，橘皮3g，研为细末，开水冲泡，分多次代茶饮用。

3.山楂橘皮茶

山楂12g，橘皮10g，甘草3g。加入适量水，煎煮，分多次代茶饮用。孕妇慎用。

二、食养方

1.山药芡薏粥

主要材料：山药15g，薏苡仁12g，芡实6g，粳米20g。

制作方法：山药去皮，切成细条备用；将薏苡仁淘洗干净，先泡30min备用；薏苡仁放入砂锅中，加水300mL，大火煮沸后改小火煮20min，加山药、粳米、芡实，继续煮30min即可。

用法用量：代早餐食用或佐餐食用，1人1次量，可食用7~10d。内热旺盛所致头目潮红、尿赤便干等症状者和孕妇慎用。

2.山药茯苓煲乳鸽

主要材料：山药10g，茯苓5g，龙眼肉3g，乳鸽20g，猪瘦肉20g。

制作方法：山药、茯苓洗净浸泡60min，龙眼肉洗净；乳鸽处理干净；猪瘦肉切块；将乳鸽和猪瘦肉焯水；将所有原料放入汤煲中，加水适量，大火烧开，转小火煲60min，略微加盐调味即可。

用法用量：佐餐食用，1人1次量，可食用7~10d。

3.扁豆大枣蒸海鱼

主要材料：白扁豆10g，大枣6g，香菜10g，带鱼40g。

制作方法：白扁豆、大枣洗净；锅中倒入适量开水，放入白扁豆、大枣煮熟后捞出；带鱼切花刀，放入盘中，倒上少许料酒、酱油；将带鱼放入蒸锅，撒盐少许；香菜切碎撒在带鱼上，把白扁豆、大枣均匀平铺在带鱼表面，大火蒸20min，熟后出锅即可。

用法用量：佐餐食用，1人1次量，可食用7~10d。对鱼肉过敏者禁用。

4.茯苓赤小豆粥

主要材料：茯苓10g，赤小豆10g，粳米20g。

制作方法：茯苓、赤小豆洗净备用；粳米洗净，温水泡30min备用；将茯苓、赤小豆放入砂锅中，加水适量，大火煮沸后改小火煮10min，加粳米继续煮30min即可。

用法用量：代早餐食用或佐餐食用，1人1次量，可食用7~10d，实热内盛所致头目潮红、尿赤便干等症状者和孕妇慎用。

5.芡实八珍糕

主要材料：芡实、山药、茯苓、莲子、薏苡仁、白扁豆各3g，
人参3g，米粉15g。

制作方法：将芡实、山药、茯苓、莲子、薏苡仁、白扁豆、人
参一起研碎；与米粉共研为细粉，搅匀蒸糕。

用法用量：佐餐食用，1人1次量，可食用7~10d。孕妇慎用。

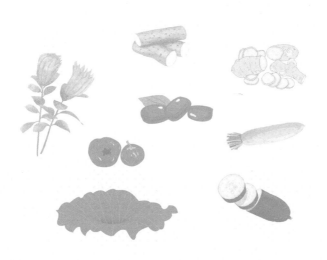

不同证型成人高脂血症食养建议速查

痰浊内阻型

食谱示例1

早餐 全麦面包（全麦面粉30g，高筋面粉60g）
煮鸡蛋（鸡蛋50g）
脱脂牛奶（300mL）
凉拌海带丝（海带丝50g）

经验食养茶饮

山楂菊花决明子茶（山楂*9g，菊花*6g，
炒决明子*9g）

山楂菊花决明子茶

制作方法： 加入适量水，一起煎煮。
用法用量： 分多次代茶饮。

中餐 红芸豆米饭（红芸豆10g，小米10g，大米70g）
香菇炒芹菜（芹菜200g，香菇20g，淀粉5g）
洋葱西红柿烩牛肉（洋葱20g，牛肉80g，土豆50g，西红柿100g）
海带木耳汤（海带30g，木耳50g）

加餐 橙子（200g），甜杏仁*（10g）

晚餐 杂粮米饭（黑米10g，糙米25g，小米10g，高粱米10g）

芦笋豆腐干（芦笋100g，豆腐干30g，口蘑10g）

胡萝卜炒空心菜（胡萝卜150g，空心菜150g，柿子椒20g）

桔红蜇皮鸭肉汤（桔红*5g，大枣*3g，鸭肉30g，海蜇皮10g，冬瓜100g）

桔红蜇皮鸭肉汤

制作方法： 桔红、海蜇皮分别洗净，稍浸泡；大枣洗净；冬瓜去皮切块；老鸭切块、焯水、洗净备用；加水适量，水烧开后，放入老鸭煮熟；然后一起与冬瓜、桔红、海蜇皮、大枣一起下锅，大火煮沸后改小火煲1h，放入酱油、盐、香菜、葱、蒜末等调味品即可。

用法用量： 佐餐食用，1人1次量，可食用7~10d。对鸭肉过敏者禁用。

油、盐 全天总用量：植物油20g，盐5g

食谱示例2

早餐　玉米面馒头（玉米面30g，面粉50g）

　　　　脱脂牛奶（300mL）

　　　　煮鸡蛋（鸡蛋50g）

　　　　洋葱千张（洋葱10g，豆腐皮20g）

经验食养茶饮

　　　　三鲜茶（鲜荷叶*、鲜藿香*、鲜橘皮*各10g）

三鲜茶

制作方法：洗净、切碎，用滚开水冲泡或稍煮。

用法用量：分多次代茶饮用。夏天头晕泛恶习者，饮之尤宜。

中餐　杂粮米饭（黑米10g，糙米70g，小米10g，高粱米10g）

　　　　清蒸鲈鱼（鲈鱼80g，生姜*2片，葱2段）

　　　　蒜蓉油麦菜（油麦菜200g）

　　　　西红柿紫菜蛋花汤（紫菜5g，西红柿50g，鸡蛋15g）

加餐　苹果（200g）

晚餐　紫薯芋头饭（芋头30g，紫薯30g，大米60g）

山楂西兰花炒肉片（猪瘦肉30g，西兰花100g，

山楂*3g，鸡蛋清10g）

素烩三菇（冬菇、香菇、草菇各25g）

海带冬瓜薏苡仁汤（海带30g，冬瓜100g，

薏苡仁*30g）

食养方：海带冬瓜薏苡仁汤

制作方法： 海带、冬瓜、薏苡仁加入水适量，同煮汤。

用法用量： 佐餐食用，1人1次量，可食用7~10d。孕妇慎用。

油、盐　全天总用量：植物油20g，盐5g

食谱示例3

早餐　黄豆粳米豆浆（黄豆30g，粳米30g）

　　　　卤鸡蛋（鸡蛋50g）

　　　　双色花卷（面粉40g，南瓜20g）

　　　　香干拌笋丝（香干30g，莴笋100g，胡萝卜20g）

经验食养茶饮

　　　　三鲜饮（鲜山楂*15g，鲜白萝卜15g，鲜橘皮*3g）

三鲜饮

制作方法： 加水350 mL，一起放入锅中，用小火煮，煮沸后取汁约250mL。

用法用量： 分多次代茶饮。孕妇慎用。

中餐　杂粮米饭（黑米10g，糙米60g，小米10g，高粱米10g）

　　　　荷叶兔肉（荷叶*半张，兔肉50g）

　　　　炒时蔬（生菜、芥蓝、茄子、西葫芦交替食用，每次200g）

　　　　冬瓜莲蓬薏苡仁煲瘦肉（冬瓜100g，薏苡仁*10g，莲蓬5g，大枣*3g，猪瘦肉50g）

食养方：冬瓜莲蓬薏苡仁煲瘦肉

制作方法： 莲蓬、薏苡仁分别洗净，浸泡30min；冬瓜切大块；大枣洗净；猪瘦肉切块、焯水、洗净；将所有原料及清水500mL放入汤煲中，大火烧开，转小火煲1h，略微加盐调味即可。

用法用量： 佐餐食用，1人1次量，可食用7~10d。孕妇慎用。

加餐　苹果（200g），腰果（10g）

晚餐　荞麦面条（荞麦面粉40g，高筋面粉40g）
　　　　胡萝卜炒西兰花（胡萝卜100g，西兰花100g）
　　　　海米香菇炖粉条（粉条30g，香菇10g，虾仁10g，鸡肉30g）
　　　　豆腐海带汤（海带10g，豆腐20g，菠菜30g）

油、盐　全天总用量：植物油20g，盐5g

注：1. 3个食谱示例可提供每日能量1790~1880kcal，蛋白质80~90g，碳水化合物245~275g及脂肪45~50g；宏量营养素占总能量比为：蛋白质15%~20%，碳水化合物50%~60%，脂肪20%~25%。

　　2. *表示食谱中用到的食药物质，如山楂、菊花、决明子等。

食药物质及新食品原料推荐

　　佛手、杏仁（甜、苦）、昆布、香薷、桔红、桔梗、荷叶、葛根、橘皮、薏苡仁、莱菔子、紫苏子、山药、莲子、茯苓、决明子、山楂、白扁豆、菊花、赤小豆。

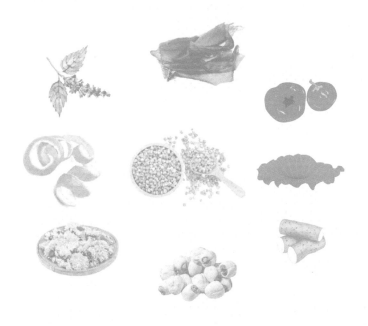

注：1. 在限定使用范围和剂量内作为食药物质。

　　　2. 食用方法请咨询医生、营养师等专业人员。

痰瘀互结型

食谱示例1

早餐　全麦面包（全麦面粉30g，高筋面粉50g）

　　　　煮鸡蛋（鸡蛋50g）

　　　　脱脂牛奶（300mL）

　　　　腐竹拌油麦菜（腐竹10g，油麦菜50g）

经验食养茶饮

　　　　山楂薏苡仁饮（山楂*3g，薏苡仁*15g，

　　　　炒莱菔子*3g）

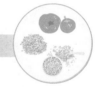

山楂薏苡仁饮

制作方法： 加入适量水，煎煮。

用法用量： 分多次代茶饮。孕妇慎用。

中餐　荞麦面条（荞麦面粉40g，高筋面粉40g）

　　　　豆干肉丝（豆腐干20g，胡萝卜30g，猪瘦肉40g）

　　　　香菇木耳炒芹菜（香菇20g，木耳30g，芹菜200g）

　　　　虾仁紫菜丝瓜汤（虾仁10g，紫菜10g，丝瓜100g）

加餐　橙子（200g）

晚餐　山药粥（山药*60g，大枣*3g，大米40g，小米30g）

芦笋炒香菇（芦笋100g，香菇50g）

洋葱西红柿烩牛肉（洋葱20g，牛肉50g，土豆50g，西红柿100g）

油、盐　全天总用量：植物油20g，盐5g

食谱示例2

早餐　玉米面馒头（玉米面40g，面粉40g）

　　　　橘皮佛手山楂粥（橘皮*6g，佛手*6g，山楂*3g，粳米
30g）

　　　　煮鸡蛋（鸡蛋50g）

　　　　小葱拌豆腐（豆腐30g，小葱20g）

　　　　脱脂牛奶（300mL）

食养方：橘皮佛手山楂粥

制作方法：橘皮、佛手、山楂与洗净的粳米，加水适量，共煮
粥。

用法用量：代早餐食用或佐餐食用，1人1次量，可食用
7~10d。孕妇慎用。

经验食养茶饮

　　　　山楂菊花决明子茶（山楂*6g，菊花*6g，
　　　　炒决明子*9g）

山楂菊花决明子茶

制作方法：加入适量水，煎煮。

用法用量：分多次代茶饮用。

中餐　红芸豆米饭（红芸豆10g，小米10g，大米70g）

　　　　扁豆大枣蒸海鱼（白扁豆*6g，大枣*3g，带鱼60g）

　　　　冬瓜萝卜汤（白萝卜60g，冬瓜60g，鸡蛋10g）

　　　　山楂西兰花炒肉片（猪瘦肉40g，西兰花100g，

　　　　山楂*3g）

食养方：山楂西兰花炒肉片

制作方法：西兰花切成小朵，焯熟备用；猪瘦肉、山楂加水适量
　　　　　煮，煮至猪肉七成熟捞出待凉，切片，浸在用酱油、
　　　　　黄酒、葱、姜、花椒配成的汁中，1h后沥干。在炒锅
　　　　　内放入适量花生油用小火烧热，放肉片炒至微黄，捞
　　　　　出沥油；将山楂和焯熟的西兰花放油锅内略翻炒，再
　　　　　将肉片放入同炒，用小火烧干汤汁即可。

用法用量：佐餐食用，1人1次量，可食用7~10d。孕妇慎用。

加餐　苹果（200g）

晚餐　素馅饺子（圆白菜150g，面粉80g，香菜20g，黄豆芽
　　　　20g）

　　　　素烩三菇（冬菇、香菇、草菇各25g）

　　　　洋葱炒木耳（洋葱30g，木耳20g，芹菜100g，鸡胸肉
　　　　60g）

　　　　豆腐海带汤（豆腐50g，海带10g，菠菜30g）

油、盐　全天总用量：植物油20g，盐5g

食谱示例3

早餐　梗米豆浆（黄豆20g，梗米30g）

粳鸡蛋（鸡蛋50g）

双色花卷（面粉60g，南瓜40g）

胡萝卜拌笋丝（笋丝100g，胡萝卜丝20g）

经验食养茶饮

海带绿豆水（海带15g，绿豆15g）

海带绿豆水

制作方法： 海带切丝，与绿豆同煮汤。

用法用量： 分多次服用。

中餐　杂粮米饭（黑米10g，糙米40g，小米10g，高粱米10g）

滑炒鸡片（鸡肉40g，淀粉2g，葱1段，生姜*1片）

凉拌蔬菜丁（胡萝卜20g，豌豆10g，菠菜100g，金针菇20g）

鲫鱼山楂萝卜汤（鲫鱼70g，白萝卜50g，山楂*6g）

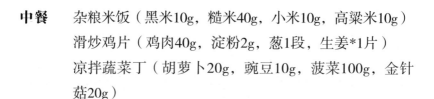

食养方：鲫鱼山楂萝卜汤

制作方法： 鲫鱼洗净，沥干水分备用；山楂洗净，备用；白萝卜洗净，切块；锅烧热后加花生油适量，鲫鱼两面

稍煎，加水500mL、料酒和生姜片适量，将山楂、白萝卜同时放入锅中，大火烧开后小火煨40min，略微加盐调味即可。

用法用量： 1人1次量，可食用7~10d。

加餐 苹果（200g），核桃仁(10g)

晚餐 荞麦面条（荞麦面粉25g，面粉80g）
香菇西红柿烩羊肉（香菇20g，西红柿100g，芹菜200g，羊里脊肉60g，柿子椒20g）
炒时蔬（生菜、芥蓝、茄子、西葫芦交替食用，每次200g）
山楂黑木耳乌鸡汤〔山楂*6g，山药*60g，（干）木耳5g，乌鸡肉40g〕

食养方：山楂黑木耳乌鸡汤

制作方法： 乌鸡肉洗净，用水煮去血沫，沥干备用；木耳水发，沥干备用；山药去皮、切块；山楂清洗后与乌鸡肉、山药、木耳一起放入砂锅中，加水适量煮1h，略微加盐调味即可。

用法用量： 1人1次量，可食用7~10d。

油、盐 全天总用量：植物油20g，盐5g

注: 1. 3个食谱示例可提供每日能量1790~1880kcal，蛋白质80~90g，碳水化合物245~275g及脂肪45~50g；宏量营养素占总能量比为：蛋白质15%~20%，碳水化合物50%~60%，脂肪20%~25%。

2. *表示食谱中用到的食药物质，如山楂、菊花、决明子等。

食药物质及新食品原料推荐

　　莱菔子、桔梗、白果、薏苡仁、山药、橘皮、昆布、茯苓、荷叶、决明子、山楂、桃仁、杏仁、葛根、白扁豆、沙棘。

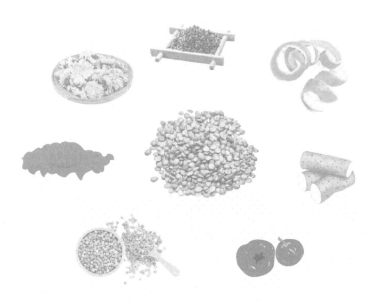

　　注：1. 在限定使用范围和剂量内作为食药物质。
　　　　2. 食用方法请咨询医生、营养师等专业人员。

气滞血瘀型

食谱示例1

早餐　素馅饺子（圆白菜120g，面粉50g，香菜10g，黄豆芽10g）

桃仁梗米粥［桃仁（去皮尖）*2g，橘皮末*1g，梗米20g］

煮鸡蛋（鸡蛋50g）

脱脂牛奶（300mL）

凉拌萝卜黄瓜丝（白萝卜50g，黄瓜100g，葱1段）

经验食养茶饮

山楂橘皮饮（山楂*6g，生姜*3g，橘皮*3g）

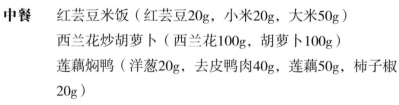

山楂橘皮饮

制作方法： 加入适量水，煎煮。

用法用量： 分多次代茶饮。孕妇慎用。

中餐　红芸豆米饭（红芸豆20g，小米20g，大米50g）

西兰花炒胡萝卜（西兰花100g，胡萝卜100g）

莲藕焖鸭（洋葱20g，去皮鸭肉40g，莲藕50g，柿子椒20g）

西红柿丝瓜汤（西红柿100g，丝瓜100g，瘦肉20g）

加餐　橙子（200g）

晚餐　荞麦面条（荞麦面粉40g，面粉40g）
荞笋豆腐干（芦笋100g，豆腐干20g，口蘑10g）
土豆炖鸡块（鸡肉30g，土豆60g，葱1段，
枸杞子*3g，生姜*1片）
山楂黑木耳乌鸡汤〔山楂*6g，山药*60g，（干）木
耳5g，乌鸡肉30g〕

油、盐　全天总用量：植物油20g，盐5g

早餐　木耳山楂粥（木耳3g，山楂*3g，梗米50g）

　　　　香菇菜包（面粉60g，青菜100g，香菇10g，豆腐干20g）

　　　　煮鸡蛋（鸡蛋50g）

　　　　凉拌海带丝（海带丝50g）

经验食养茶饮

　　　　菊楂决明饮（菊花*、山楂*、炒决明子*各10g）

菊楂决明饮

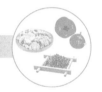

制作方法： 加入适量水，煎煮。

用法用量： 分多次代茶饮。孕妇慎用。

中餐　荞麦面条（荞麦面粉40g，面粉40g）

　　　　清蒸带鱼（带鱼40g，生姜*2片）

　　　　蒜蓉油麦菜（油麦菜200g）

　　　　蘑菇豆腐汤（平菇10g，豆腐60g，蒜苗5g）

加餐　桃子（200g），脱脂牛奶（300mL），核桃仁（10g）

晚餐　紫薯馒头（紫薯60g，面粉60g）

胡萝卜木耳炒芹菜（胡萝卜50g，木耳10g，芹菜200g）

紫菜蛋花汤（紫菜5g，鸡蛋15g）

猪肉炒山楂（猪瘦肉40g，山楂*6g）

食养方：猪肉炒山楂

制作方法：猪瘦肉、山楂，一起加水适量，煮至猪肉七成熟捞出待凉，切成肉条，浸在用酱油、黄酒、葱、姜、花椒配成的汁中，1h后沥干。在炒锅内放入适量花生油用小火烧热，放肉条炒至微黄，捞出沥油；将山楂放油锅内略翻炒，再将肉条放入同炒，用小火烧干汤汁即可。

用法用量：佐餐食用，1人1次量，可食用7~10d。孕妇慎用。

油、盐　全天总用量：植物油20g，盐5g

食谱示例3

早餐　全麦面包（全麦面粉15g，高筋面粉35g）
　　　　煮鸡蛋（鸡蛋50g）
　　　　燕麦酸奶（酸奶300g，燕麦片10g）
　　　　香干拌笋丝（香干10g，笋丝50g，胡萝卜丝10g）

经验食养茶饮
　　　　山楂玫瑰花茶（山楂*6g，重瓣玫瑰#3g）

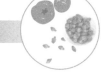

山楂玫瑰花茶

制作方法：泡茶。
用法用量：分多次饮用。孕妇慎用。

中餐　杂粮米饭（黑米10g，糙米60g，小米10g，高粱米10g）
　　　　木耳炒鸡胸肉（鸡胸肉30g，木耳5g，豆角100g）
　　　　凉拌蔬菜丁（胡萝卜100g，豌豆20g，菠菜100g，金针菇20g）
　　　　香菇萝卜汤（香菇10g，白萝卜50g）

加餐　苹果（200g）

晚餐　双色花卷（面粉50g，南瓜30g）

西兰花炒平菇（平菇100g，西兰花100g）

西红柿炒鸡蛋（西红柿200g，鸡蛋50g，葱1段）

佛手桃仁煲瘦肉［佛手*10g，桃仁（去皮尖）*3g，

猪瘦肉40g］

食养方：佛手桃仁煲瘦肉

制作方法： 猪瘦肉清洗干净；桃仁（去皮尖）、佛手一起捣烂
成泥，把全部用料放入锅内，加水适量，大火煮沸
后，小火煮1h。

用法用量： 佐餐食用，1人1次量，可食用7~10d。

油、盐　全天总用量：植物油20g，盐5g

注：1.3个食谱示例可提供能量1700~1800kcal，蛋白质70~90g，碳水化
合物240~255g及脂肪44~50g；宏量营养素占总能量比为：蛋白质
15%~20%，碳水化合物50%~60%，脂肪20%~25%。

2.*表示食谱中用到的食药物质，如桃仁、生姜。

#表示食谱中用到的新食品原料，如重瓣玫瑰。

食药物质及新食品原料推荐

　　佛手、杏仁（甜、苦）、当归、西红花、姜黄、荜茇、桃仁、山楂、重瓣玫瑰#、陈皮、刀豆、葛根、决明子。

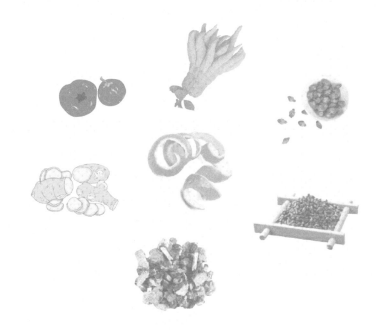

注：1. 在限定使用范围和剂量内作为食药物质。

　　2. 食用方法请咨询医生、营养师等专业人员。

　　3. 新食品原料以#标记，每种每天食用量不能超过相关规定中使用量，多种联合食用时宜酌情控制食用量。

气虚血瘀型

食谱示例1

早餐　山楂小米粥（山楂*3g，大枣*3g，小米30g）

　　　煮鸡蛋（鸡蛋50g）

　　　燕麦酸奶（酸奶300g，燕麦片10g）

　　　凉拌紫甘蓝黄瓜（紫甘蓝50g，黄瓜丝100g）

经验食养茶饮

　　　山楂甘草茶（山楂*3g，甘草*6g）

山楂甘草茶

制作方法：加入适量水，煎煮。

用法用量：分多次代茶饮用。孕妇慎用。

中餐　红芸豆米饭（红芸豆10g，小米10g，大米70g）

　　　香菇炒芹菜（芹菜200g，香菇20g，淀粉5g）

　　　洋葱西红柿烩牛肉（洋葱20g，牛肉50g，土豆50g，

　　　西红柿100g）

　　　芪参鲤鱼汤（当归*3g，黄芪*3g，党参*5g，

　　　生姜*2片，鲤鱼60g）

食养方：芪参鲤鱼汤

制作方法： 鲤鱼洗净，去腥线，沥干水分备用；当归、黄芪、党参洗净，放入纱布袋中备用；锅烧热后加花生油适量，鲤鱼稍煎至两面微黄，加水500mL、料酒适量和生姜，将黄芪、党参同时放入锅中，大火烧开后小火煨40min，略微加盐调味即可。

用法用量： 佐餐食用，1人1次量，可食用7~10d。此汤中的党参、黄芪可以用山药10g、人参（人工种植≤5年）3g代替。气火亢盛所致眼干目涩、尿赤便秘等症状者慎用。

加餐 橙子（200g）

晚餐 紫薯芋头粥（芋头50g，紫薯50g，小米30g，大米30g）
芦笋豆腐干（芦笋150g，豆腐干20g，口蘑20g）
山楂黑木耳乌鸡汤（山楂*6g，山药*60g，木耳20g，乌鸡肉40g）

油、盐 全天总用量：植物油20g，盐5g

食谱示例2

早餐　莲子桃仁粥［莲子*9g，获苓*9g，桃仁（去皮尖）*3g，梗米20g］

煮鸡蛋（鸡蛋50g）

杂粮馒头（玉米面30g，荞麦面15g，黑麦面15g，淀粉10g）

黄瓜拌笋丝（黄瓜100g，笋丝100g，胡萝卜丝10g）

经验食养茶饮

山楂甘草薏苡仁饮（甘草*、山楂*、薏苡仁*各9g）

山楂甘草薏苡仁饮

制作方法：加入适量水，煎煮。

用法用量：分多次代茶饮用。孕妇慎用。

中餐　杂粮米饭（黑米10g，糙米50g，小米10g，高粱米10g）

清蒸鲈鱼（鲈鱼60g，生姜*2片，葱2段）

蒜蓉油麦菜（油麦菜200g）

桃仁鸡［桃仁（去皮尖）*3g，山药*15g，大枣*3g，龙眼肉*5g，生姜*1片，鸡肉50g］

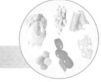

食养方：桃仁鸡

制作方法：鸡肉焯水，清水冲洗干净，将桃仁（去皮尖）、山药、大枣、龙眼肉、生姜，同鸡肉一起放入汤煲，加水适量，大火烧开，小火煲60min，略微加盐调味即可。

用法用量：佐餐食用，1人1次量，可食用7~10d。孕妇慎用。

加餐　苹果（200g），核桃仁（10g）

晚餐　杂粮米饭（黑米15g，糙米60g，小米15g，高粱米15g）

山楂西兰花炒肉片（猪瘦肉60g，西兰花100g，山楂*3g，鸡蛋清10g）

香菇木耳炒芹菜（香菇20g，木耳20g，芹菜200g）

西红柿豆腐汤（西红柿100g，豆腐40g）

油、盐　全天总用量：植物油20g，盐5g

食谱示例3

早餐　香菇菜包（面粉60g，小白菜70g，香菇5g）

　　　　山楂小米粥（山楂*3g，大枣*3g，小米25g）

　　　　煮鸡蛋（鸡蛋50g）

　　　　脱脂牛奶（300mL）

　　　　蒜片黄瓜（黄瓜100g）

经验食养茶饮

　　　　荷叶山楂饮（荷叶*9g，山楂*3g）

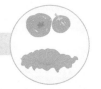

荷叶山楂饮

制作方法：加入适量水，煎煮。

用法用量：分多次代茶饮用。孕妇慎用。

中餐　杂粮米饭（黑米5g，糙米50g，小米5g，高粱米5g，青
　　　　稞10g）

　　　　荷叶兔肉（荷叶*半张，兔肉50g）

　　　　炒时蔬（生菜、芥蓝、茄子、西葫芦交替食用，每次
　　　　200g）

　　　　归芪鸡汤（当归*10g，黄芪*6g，生姜*2片，鸡肉
　　　　50g）

食养方：归芪鸡汤

制作方法： 鸡块洗净，用水煮去血沫，沥干备用；将黄芪、当归清洗后放入纱布袋中，与鸡肉、生姜一起放入砂锅中，加水适量，煮1h，略微加盐调味即可。

用法用量： 佐餐食用，1人1次量，可食用7~10d。此汤中的黄芪可以用山药10g、人参（人工种植≤5年）3g代替。气火亢盛所致面赤眼干等症状者慎用。

加餐 苹果（200g）

晚餐 荞麦面条（荞麦面粉50g，面粉50g）

平菇炒西兰花（平菇100g，西兰花100g，鸡胸肉40g）

芹菜炒胡萝卜粒（胡萝卜100g，芹菜200g）

山楂鲫鱼汤（山楂*6g，葛根*15g，鲫鱼80g）

油、盐 全天总用量：植物油20g，盐5g

注：1. 3个食谱示例可提供能量1700~1800kcal，蛋白质75~85g，碳水化合物230~255g及脂肪45~50g；宏量营养素占总能量比为：蛋白质15%~20%，碳水化合物50%~60%，脂肪20%~25%。

2. *表示食谱中用到的食药物质，如甘草、当归、生姜等。党参、黄芪，非试点地区限执业医师使用。

食药物质及新食品原料推荐

人参（人工种植≤5年）#、山药、白扁豆、茯苓、莲子、薏苡仁、大枣、昆布、山楂、荷叶、桃仁、决明子、葛根、黄芪+、党参+、西洋参+、沙棘。

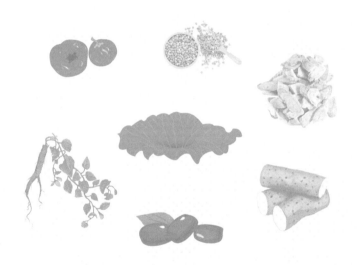

注：1. 在限定使用范围和剂量内作为食药物质。

2. 食用方法请咨询医生、营养师等专业人员。

3. 试点物质以+标记，非试点地区限执业医师使用。

4. 新食品原料以#标记，每种每天食用量不能超过相关规定中使用量，多种联合食用时宜酌情控制食用量。

肝肾阴虚型

食谱示例1

早餐　银耳炖牛奶（牛奶300mL，银耳10g）

　　　　煮鸡蛋（鸡蛋50g）

　　　　枸杞子馒头（全麦面粉70g，玉米面20g，枸杞子*6g）

　　　　黄瓜拌紫甘蓝（紫甘蓝50g，黄瓜100g）

经验食养茶饮

　　　　杞菊饮（枸杞子*6g，菊花*6g，炒决明子*9g，绿茶3g）

杞菊饮

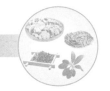

制作方法：加入适量水，煎煮。

用法用量：分多次代茶饮。

中餐　杂粮米饭（黑米10g，糙米60g，小米10g，高粱米10g）

　　　　口蘑炒芹菜（芹菜200g，口蘑40g，淀粉5g）

　　　　芥蓝炒牛肉（芥蓝200g，牛肉40g，胡萝卜50g）

　　　　枸杞叶蛋花汤（枸杞叶30g，枸杞子*3g，鸡蛋20g）

加餐　橙子（200g）

晚餐 素馅饺子（西葫芦150g，面粉90g，木耳15g，绿豆芽 10g）

青椒豆腐干（青椒100g，豆腐干20g，香菇10g）

土豆炖鸡肉（鸡胸肉30g，土豆60g，枸杞子*3g，生姜*1片）

冬瓜紫菜汤（紫菜10g，冬瓜50g，猪瘦肉20g）

油、盐 全天总用量：植物油20g，盐5g

食谱示例2

早餐　牛奶燕麦粥（牛奶300mL，燕麦片10g）

　　　　煮鸡蛋（鸡蛋50g）

　　　　双色花卷（面粉60g，南瓜20g）

　　　　木耳甜椒拌洋葱（木耳20g，洋葱100g，柿子椒20g）

经验食养茶饮

　　　　山楂菊花决明子茶（山楂*6g，菊花*6g，

　　　　炒决明子*9g）

　　山楂菊花决明子茶

制作方法： 加入适量水，煎煮。

用法用量： 分多次代茶饮。

中餐　海带炖黄花鱼（黄花鱼80g，海带10g）

　　　　蒜蓉油麦菜（油麦菜200g）

　　　　山药枸杞乌鸡汤（山药*50g，枸杞子*3g，乌鸡肉

　　　　30g）

　　　　枸杞芝麻蔬菜饼（枸杞子*5g，黑芝麻*2g，枸杞叶

　　　　10g，糯米粉50g，粳米粉50g，鸡蛋液20g）

枸杞芝麻蔬菜饼

制作方法： 黑芝麻炒熟备用；鸡蛋打入碗中，搅匀；枸杞叶摘洗干净；锅中倒油烧热，下葱花炝锅，倒入酱油和适量水烧开，倒入鸡蛋液，放枸杞叶煮沸，加盐，淋香油成汤汁备用；糯米粉、粳米粉、黑芝麻加备用汤汁揉成团，和均匀后揉成长条，分段按成饼，包入枸杞子，捏成团上锅蒸30min后出锅即可。

用法用量： 代早餐食用或佐餐食用，1人1次量，可食用7~10d。枸杞叶可用其他绿色蔬菜代替。脾虚厌食、腹胀消化不良者慎用。

加餐 葡萄（200g）

晚餐 紫薯芋头粥（芋头30g，紫薯30g，大米25g，小米25g）

萝笋山楂炒牛肉（牛里脊肉30g，萝笋100g，山楂*3g，鸡蛋清10g）

蘑菇豆腐汤（白玉菇10g，豆腐20g，蒜苗5g）

黄精枸杞焖鸭（黄精*10g，枸杞子*3g，玉竹*3g，鸭肉30g，生姜*2片）

食养方：黄精枸杞焖鸭

制作方法： 鸭肉焯水、切块、洗净；黄精、枸杞子、玉竹、生姜一起放入煲中，加水适量，大火烧沸，小火炖1h，略微加盐调味即可。

用法用量： 1人1次量，可食用7~10d。

油、盐 全天总用量：植物油20g，盐5g

食谱示例3

早餐　　煮鸡蛋（鸡蛋50g）

　　　　脱脂牛奶（300mL）

　　　　洋葱千张（洋葱100g，豆腐皮10g）

　　　　枸杞芝麻粥（枸杞子*3g，黑芝麻*5g，粳米30g）

食养方：枸杞芝麻粥

制作方法： 黑芝麻、枸杞子洗净备用；粳米洗净，温水泡
　　　　　30min备用；将黑芝麻、枸杞子放入砂锅中，加水
　　　　　500mL，大火煮沸后改小火煮10min，加粳米继续
　　　　　煮30min即可。

用法用量： 1人1次量，可食用7~10d。

101

经验食养茶饮

　　　　荷叶夏枯草枸杞茶（鲜荷叶*20g，夏枯草#9g，
　　　　枸杞子*6g）

荷叶夏枯草枸杞茶

制作方法： 水煎。

用法用量： 分多次代茶饮用。

中餐　杂粮米饭（黑米10g，糙米50g，小米10g，高粱米10g）

凉拌蔬菜丁（胡萝卜20g，青豆80g，生菜50g，口蘑20g）

豆腐海带汤（海带10g，豆腐20g，菠菜30g）

枸杞子炖兔肉（枸杞子*3g，黄精*10g，兔肉50g）

食养方：枸杞子炖兔肉

制作方法： 兔肉洗净，切成小块，入锅焯水；枸杞子、黄精洗净；生姜洗净切片；砂锅内放入清水，加入兔肉块、黄精、料酒、姜片，大火烧开后小火慢炖30min；待兔肉熟烂，再加入枸杞子煮5min；略微加盐调味即可。

用法用量： 佐餐食用，1人1次量，可食用7~10d。湿热内蕴所致大便黏腻、口舌生疮等症状者慎用。

加餐　苹果（200g）

晚餐　荞麦面条（荞麦面粉40g，面粉40g）

芦笋炒香菇（芦笋100g，香菇50g）

洋葱炒西红柿（洋葱100g，西红柿200g）

枸杞叶瘦肉汤（枸杞叶80g，枸杞子*3g，猪瘦肉20g）

油、盐　全天总用量：植物油20g，盐5g

注: 1. 3个食谱示例可提供能量1700~1900kcal，蛋白质70~95g，碳水化合物240~270g及脂肪45~50g；宏量营养素占总能量比为：蛋白质15%~20%，碳水化合物50%~60%，脂肪20%~25%。
2. *表示食谱中用到的食药物质，如枸杞子、菊花、决明子等。
   #表示食谱中用到的新食品原料，如夏枯草。

食药物质及新食品原料推荐

　　桑椹、枸杞子、菊花、黄精、山茱萸+、百合、天麻+、夏枯草#、山药、荷叶、桑叶、黑芝麻、决明子、山楂、葛根、乌梅、铁皮石斛+。

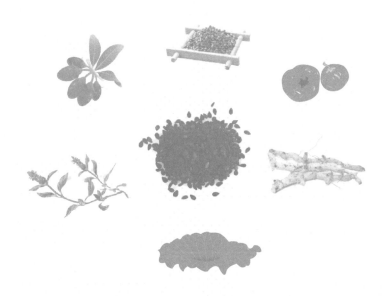

注：1. 在限定使用范围和剂量内作为食药物质。

　　2. 食用方法请咨询医生、营养师等专业人员。

　　3. 试点物质以+标记，非试点地区限执业医师使用。

　　4. 新食品原料以#标记，每种每天食用量不能超过相关规定中使用量，多种联合食用时宜酌情控制食用量。

脾虚湿盛型

食谱示例1

早餐　双色花卷（面粉40g，红薯20g）
　　　　煮鸡蛋（鸡蛋50g）
　　　　脱脂牛奶（300mL）
　　　　紫甘蓝拌白萝卜（紫甘蓝100g，白萝卜100g）
　　　　山药芡薏粥（山药*15g，薏苡仁*12g，芡实*6g，粳米
　　　　20g）

食养方：山药芡薏粥

制作方法：山药去皮，切成细条备用；将薏苡仁淘洗干净，先
　　　　　泡30min备用；薏苡仁放入砂锅中，加水300mL，
　　　　　大火煮沸后改小火煮20min，加山药、粳米、芡
　　　　　实，继续煮30min即可。

用法用量：代早餐食用或佐餐食用，1人1次量，可食用
　　　　　7~10d。内热旺盛所致头目潮红、尿赤便干等症状
　　　　　者和孕妇慎用。

经验食养茶饮

　　　　健脾饮（橘皮6g，荷叶*6g，山楂*3g，麦芽*10g）

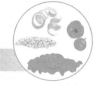

健脾饮

制作方法：将橘皮、荷叶切丝，和山楂、麦芽一起，加水
500mL煎煮30min，去渣留汁。

用法用量：分多次代茶饮用。孕妇慎用。

中餐　红芸豆米饭（红芸豆5g，小米5g，大米40g）

　　　　木耳拌芹菜（芹菜100g，木耳40g）

　　　　洋葱西红柿烩牛肉（洋葱20g，牛肉40g，土豆50g，西
红柿100g）

　　　　山药茯苓煲乳鸽（山药*10g，茯苓*5g，龙眼肉*3g，
乳鸽20g，猪瘦肉20g）

食养方：山药茯苓煲乳鸽

制作方法：山药、茯苓洗净浸泡60min，龙眼肉洗净；乳鸽处
理干净；猪瘦肉切块；将乳鸽和猪瘦肉焯水；将所
有原料放入汤煲中，加水适量，大火烧开，转小火
煲60min，略微加盐调味即可。

用法用量：佐餐食用，1人1次量，可食用7~10d。

加餐　橙子（200g）

晚餐 青菜面条（面粉40g，青菜40g）

水煮芥蓝（芥蓝100g）

鸡丝炖粉条（鸡胸肉20g，粉条50g，胡萝卜50g）

薏苡仁玉米粥（薏苡仁*6g，玉米10g，粳米20g）

油、盐 全天总用量：植物油20g，盐5g

食谱示例2

早餐　玉米面馒头（玉米面30g，面粉50g）

煮鸡蛋（鸡蛋50g）

脱脂牛奶（300mL）

香干拌莴笋（香干10g，莴笋50g，胡萝卜100g）

经验食养茶饮

三花橘皮茶（重瓣玫瑰#、茉莉花、代代花*、荷叶*
各10g，橘皮*3g）

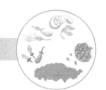

三花橘皮茶

制作方法： 研为细末，开水冲泡。

用法用量： 分多次代茶饮用。

中餐　荞麦面条（荞麦面粉40g，面粉40g）

油麦菜炒蒜薹（油麦菜200g，蒜薹100g）

西红柿冬瓜虾米汤（虾米20g，西红柿100g，冬瓜
50g）

扁豆大枣蒸海鱼（白扁豆*10g，大枣6g，香菜10g，带
鱼40g）

食养方：扁豆大枣蒸海鱼

制作方法： 白扁豆、大枣洗净；锅中倒入适量开水，放入白扁豆、大枣煮熟后捞出；带鱼切花刀，放入盘中，倒上少许料酒、酱油；将带鱼放入蒸锅，撒盐少许。香菜切碎撒在带鱼上，把白扁豆、大枣均匀平铺在带鱼表面，大火蒸20min，熟后出锅即可。

用法用量： 佐餐食用，1人1次量，可食用7~10d。对鱼肉过敏者禁用。

加餐　苹果（200g），腰果（10g）

晚餐　紫薯芋头粥（芋头30g，紫薯30g，大米50g）
　　　　山楂黄瓜炒肉片（猪瘦肉60g，黄瓜100g，山楂*3g，鸡蛋清10g）
　　　　芹菜炒胡萝卜粒（洋葱50g，胡萝卜50g，芹菜200g）

油、盐　全天总用量：植物油20g，盐5g

食谱示例3

早餐　全麦面包（全麦面粉20g，高筋面粉40g）

煮鸡蛋（鸡蛋50g）

脱脂牛奶（300mL）

三色凉拌菜（黄瓜10g，胡萝卜20g，青笋100g）

茯苓赤小豆粥（茯苓*10g，赤小豆*10g，粳米20g）

茯苓赤小豆粥

制作方法： 茯苓、赤小豆洗净备用；粳米洗净，温水泡30min备用；将茯苓、赤小豆放入砂锅中，加水适量，大火煮沸后改小火煮10min，加粳米继续煮30min即可。

用法用量： 代早餐食用或佐餐食用，1人1次量，可食用7~10d。实热内盛所致头目潮红、尿赤便干等症状者和孕妇慎用。

经验食养茶饮

山楂橘皮茶（山楂*12g，橘皮*10g，甘草*3g）

山楂橘皮茶

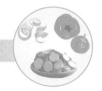

制作方法： 加入适量水，煎煮。

用法用量： 分多次代茶饮用。孕妇慎用。

中餐　杂粮米饭（黑米10g，糙米50g，小米10g，高粱米10g，青稞10g）

鸽肉炒菠萝（去皮鸽肉30g，菠萝100g）

芹菜豆干炒肉丝（芹菜200g，豆腐干20g，猪瘦肉30g）

紫菜蛋花汤（紫菜5g，鸡蛋15g）

加餐　苹果（200g）

晚餐　蔬菜面（面粉60g，空心菜50g）

土豆炖鸡肉（鸡胸肉40g，土豆60g，枸杞子*3g，生姜*1片）

冬瓜豆腐汤（豆腐20g，冬瓜100g，香菜10g）

芦笋炒香菇（芦笋100g，香菇50g）

芡实八珍糕（芡实*、山药*、茯苓*、莲子*、薏苡仁*、白扁豆*各3g，人参#3g，米粉15g）

食养方：芡实八珍糕

制作方法： 芡实、山药、茯苓、莲子、薏苡仁、白扁豆、人参一起研碎；与米粉共研为细粉，搅匀蒸糕。

用法用量： 佐餐食用，1人1次量，可食用7~10d。孕妇慎用。

油、盐　全天总用量：植物油20g，盐5g

注：1. 3个食谱示例可提供能量1700~1800kcal，蛋白质60~80g，碳水化合物230~270g及脂肪40~48g；宏量营养素占总能量比为：蛋白质15%~20%，碳水化合物50%~60%，脂肪20%~25%。

2. *表示食谱中用到的食药物质，如薏苡仁、芡实、橘皮等。

#表示食谱中用到的新食品原料，如重瓣玫瑰、人参。

食药物质及新食品原料推荐

人参（人工种植≤5年）[#]、生姜、山药、白扁豆、茯苓、莲子、薏苡仁、山楂、橘皮、赤小豆、昆布、莱菔子、荷叶、桑叶、决明子、葛根、党参+、麦芽。

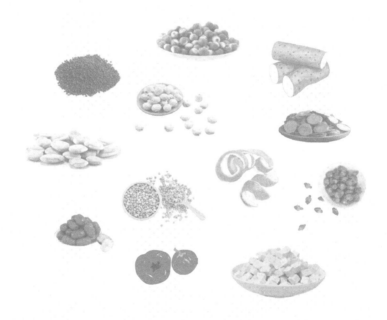

注：1. 在限定使用范围和剂量内作为食药物质。

2. 食用方法请咨询医生、营养师等专业人员。

3. 试点物质以+标记，非试点地区限执业医师使用。

4. 新食品原料以#标记，每种每天食用量不能超过相关规定中使用量，多种联合食用时宜酌情控制食用量。

国家食品安全风险评估中心是直属于国家卫生健康委员会的公共卫生事业单位。作为唯一的国家级食品安全风险评估技术机构，秉承"政府的风险管理""行业的创新发展""公众的科普宣传"三个服务理念，全面落实食品安全风险监测、风险评估、标准管理、国民营养计划四大核心业务，有效发挥了技术支撑国家队的示范引领作用，为助力健康中国建设作出了重大贡献。

扫描二维码
关注公众号

扫描获取
《成人高脂血症食养指南
（2023年版）》